Ayuno Intermitente:

Guía para principiantes sobre la pérdida peso para hombres y mujeres con Ayuno Intermitente

Tabla de Contenidos

Las marcas registradas que se utilizan en esta publicación son sin ningún tipo de consentimiento, y la publicación de la marca registrada es sin el permiso o respaldo del propietario de dicha marca. Todas las marcas registradas y marcas comerciales contenidas en este libro son solo para fines de aclaración y son propiedad de los mismos propietarios, no están afiliadas a este documento.

Introducción

Quiero agradecerte por escoger el libro "Ayuno Intermitente: Guía para Principiantes sobre la Pérdida de Peso para Hombres y mujeres con Ayuno Intermitente".

¿Quieres una dieta que te ayude a perder peso y sobre todo a mejorar tu salud? ¿Quieres una dieta que no prescriba el conteo de calorías? Que puedas alcanzar tus objetivos de pérdida de peso y mejora de tu salud sin contar calorías suena bastante maravilloso, ¿no es así? Si tu respuesta es Sí, entonces ¡te espera una agradable sorpresa! El Ayuno Intermitente es la dieta que has estado buscando. Ayunar no es un nuevo concepto y ha existido por mucho tiempo. El Ayuno Intermitente es una simple variación del ayuno y es muy útil. Este modelo de dieta alterna entre períodos de ayuno y de comer.

En este libro, aprenderás acerca de los conceptos básicos del Ayuno Intermitente, los cambios que suceden en tu cuerpo, los beneficios que ofrece, diferentes métodos de Ayuno Intermitente, consejos para ejercitarse, preguntas frecuentes y mucho más. El Ayuno Intermitente es muy sencillo. Simplemente necesitas hacer un par de cambios en tus hábitos alimenticios y estarás listo para comenzar.

Si estas fascinado por esta dieta y quieres aprender más acerca de ella, entonces ¡empecemos ahora mismo!

Capítulo Uno: Historia del Ayuno Intermitente

A diferencia de otras formas de dieta convencional, el concepto de ayuno es muy ambiguo y fácil de entender. ¿Sabías que la mayoría de nosotros tiende a seguir inconscientemente los protocolos del Ayuno Intermitente? ¿Alguna vez te has saltado el desayuno o la cena? Si lo has hecho, entonces estas siguiendo un protocolo de Ayuno Intermitente. Aprenderás más acerca de los diferentes métodos de Ayuno Intermitente en los próximos capítulos.

Nuestros antepasados cavernícolas cazadores y recolectores tenían que buscar comida en la naturaleza. Por lo tanto, a menudo estaban en ayuno hasta que encontraban algo de alimento. Luego con la introducción de la agricultura se condujo a la formación de la civilización humana. Siempre que hubo escasez de alimentos o cuando las estaciones cambiaban, el ayuno era la regla. Solían mantener depósitos de grano y carne en las ciudades y castillos para los duros inviernos. Antes de la introducción de la agricultura, la escasez de lluvias significaba un período de hambre y las personas solían ayunar para que sus alimentos duraran por más tiempo. La lluvia suficiente fue esencial para cumplir con el requisito del grano.

Junto con las civilizaciones, llegaron las religiones. Las religiones crecieron cuando las personas vivían en lugares cercanos y compartían creencias similares. La mayoría de las religiones prescriben el ayuno. El hinduismo se refiere al ayuno como Vaasa, y los hindús lo practican durante las festividades u otros días auspiciosos. El ayuno es también considerado como una forma de penitencia. El islam prescribe el ayuno durante el sagrado mes de Ramzan. Una práctica similar se presenta en el judaísmo y es conocida como Yom Kippur. Hay un período de ayuno antes de la Pascua en la fe católica.

La tecnología y las innovaciones juegan un papel vital en la evolución de los humanos. La industrialización revoluciono la industria alimentaria. La producción masiva de productos alimenticios, hizo que los mercados se inundaran constantemente de estos productos. Además de esto, la forma en que los humanos ven y consumen alimentos, también ha sufrido un cambio importante. El cuerpo humano no tuvo una oportunidad de adaptarse lo suficiente a los cambios rampantes provocados por la industrialización y la agricultura. Todo esto significó que pronto surgieran una serie de problemas de salud. El Ayuno Intermitente es una práctica bastante antigua. A pesar de que es una práctica antigua, los humanos han recién empezado a entender y apreciar verdaderamente los variados beneficios que ofrece esta dieta. Cada vez que ayunas, le das a tu cuerpo la oportunidad de limpiarse así mismo, y no solo limpiarse sino también de repararse y regenerarse desde dentro.

Esencialmente, mientras ayunas, tu cuerpo puede quemar todo el exceso de grasa que has almacenado. Los seres humanos han evolucionado de tal manera que podemos ayunar sin ningún riesgo para la salud y eso es normal. La grasa corporal es la reserva de alimentos que el cuerpo ha guardado para un día lluvioso. Si tu no consumes alimento, tu cuerpo simplemente accederá a esta reserva para proveerte de energía. Es necesario que exista un equilibrio en todo lo que hace. Existe un yin y un yang. La misma regla aplica para comer y ayunar también. Ayunar es la otra cara de comer. Si no estás comiendo, entonces estás ayunando. Cuando comes algo, esto conduce a la acumulación de energía alimentaria que no va a ser utilizada de inmediato. Una porción de esta se almacena. Una hormona conocida como insulina es responsable de almacenar la energía alimentaria. Cuando comes algo, hay un aumento en el nivel de insulina. Esto facilita el almacenamiento de energía en dos diferentes maneras. Los azucares se unen en largas cadenas que se conocen como glucógeno. El resto es almacenado en el hígado. Cuando el espacio disponible ha sido agotado, el hígado comienza a convertir el resto en grasa. Parte de esta grasa creada se almacena en el hígado y el resto se almacena en forma de células adiposas en el resto del cuerpo. No existe un límite para la formación de grasa. De modo que hay dos formas de almacenamiento de energía en el cuerpo. Una es fácilmente accesible y tiene un espacio limitado de almacenamiento (glucógeno), y la otras es más difícil de alcanzar, es la energía sin un límite de almacenamiento (grasa corporal).

Este proceso se revierte esencialmente cuando no comes, eso es durante el ayuno. Habrá una reducción en el nivel de insulina y esto permitirá que tu cuerpo alcance el depósito de células adiposas y los queme para proporcionar energía. La fuente de energía más fácilmente alcanzable para el cuerpo es el glucógeno. Este se descompone en moléculas que glucosas que dan sustento al cuerpo. Puede proveer suficiente energía para que el cuerpo funcione por 24 horas o más. Después de esto, el cuerpo alcanzará las reservas de grasa para generar energía. El cuerpo hará esto solo mientras se alimenta o ayuna. O el cuerpo estará almacenando energía o estará quemando energía. Solo uno de estos procesos puede tener lugar en un momento dado. Si existe un balance entre comer y ayunar, entonces no habrá ganancia de peso.

Durante un período de tiempo, comenzará a ganar peso si no se le ha dado al cuerpo el tiempo suficiente para quemar todo el alimento que ha almacenado. Para restaurar el equilibrio, necesitarás darle a tu cuerpo el tiempo suficiente para quemar la energía alimentaria. Esto se puede lograr mediante el ayuno. Así es como nuestro cuerpo está diseñado. El ayuno intermitente ayuda a restaurar este equilibrio tan necesario.

Ritmo Circadiano y Ayuno Intermitente

Los seres humanos, al igual que otros organismos, tienen un reloj biológico circadiano que garantiza que los procesos fisiológicos del cuerpo se realicen en el tiempo adecuado. El ritmo circadiano está activo todo el día y afecta la biología y el comportamiento de los humanos. Cualquier disrupción en este ritmo tiene un efecto negativo sobre el metabolismo y puede causar muchos trastornos metabólicos como obesidad, diabetes y varias enfermedades cardiovasculares.

El factor principal que afecta el ritmo circadiano es la señal de comer. Esta es responsable de las vías metabólicas, fisiológicas y de comportamiento en el cuerpo. Todas esas vías son responsables de asegurarse de que el cuerpo funcione de manera óptima. Además de esto, ellas también asegurar que el cuerpo esté saludable. Puedes usar intervenciones conductuales pare regular el ritmo circadiano del cuerpo. Si, ¡adivinaste! El ayuno intermitente es un medio de intervención conductual que agilizará el ritmo circadiano. Esto a su vez conduce a una mejor expresión de genes y mejora la salud y el metabolismo del cuerpo.

Microbiota Intestinal y Ayuno Intermitente

El tracto gastrointestinal regula múltiples procesos dentro de nuestro cuerpo. En otras palabras, el intestino ayuda a regular diferentes funciones fisiológicas y bioquímicas en nuestro cuerpo. Por ejemplo, la reacción metabólica a la glucosa y al flujo sanguíneo es más alta durante el día que durante la noche. Incluso una pequeña fluctuaciones en el ritmo circadiano pueden afectar el metabolismo e incrementar el riesgo a padecer enfermedades crónicas severas. El intestino es conocido como el segundo cerebro debido a la influencia que tiene sobre el metabolismo y la fisiología. El Ayuno Intermitente tiene un impacto positivo en la microbiota intestinal. Esto hace que el intestino sea menos permeable, reduce las posibilidades de inflamación sistémica y mejora el equilibrio energético corporal.

Comportamiento del Estilo de Vida y Ayuno Intermitente

El ayuno intermitente ayuda a cambiar diferentes comportamientos relacionados con la salud, como el consumo de calorías, el gasto de energía y el ciclo de sueño. Por lo tanto, no es una sorpresa que estas sean las tres funciones principales que ayudan a combatir el problema de salud más importante que afecta a la comunidad humana, la obesidad. Aprenderás más acerca de los diferentes beneficios que ofrece en los próximos capítulos.

Capítulo Dos: Diferentes Métodos de Ayuno

El ayuno intermitente es una variada y dinámica dieta que ofrece múltiples beneficios a la salud. Existen diferentes métodos de Ayuno Intermitente que pueden practicar, necesitas seleccionar uno que satisfaga tus necesidades. Entonces, vamos a conocer más acerca de los diferentes métodos de Ayuno Intermitente.

Método 16/8

Si sigues este método de ayuno intermitente, debes de ayunar durante 16 horas diariamente. Si ayunas durante 16 horas, la ventana para comer se reduce a 8 horas. Puedes tratar con dos o tres comidas saludables dentro de este tiempo. Esto es popularmente conocido como el método de Ganancias Magras. El creador de esta variante de ayuno intermitente fue Martin Berkhan, un experto entrenador físico. Este método puede ser algo tan simple como saltarse el desayuno y directamente tener la primera comida al medio día y la última comida alrededor de las 8 p.m.

La siguiente comida que puedes tomar será al día siguiente en la tarde. De modo que, ayunarás por 16 horas y, francamente, no te sentirás ni si quiera como si estuvieses ayunando por 16 horas. Idealmente, las mujeres no deben ayudar más de 14 horas. Si te gusta despertar temprano y comer el desayuno, entonces ten un desayuno muy energético, pero necesitas asegurarte de que tu última comida sea alrededor de las 4 o 6 de la tarde.

Eres libre de consumir toda clase de bebidas libres de calorías durante el día, como agua, café negro o cualquier te de hierbas. Necesitas asegurarte de no incluir ningún azúcar en tus bebidas, para que esta dieta descomponga efectivamente la grasa de tu cuerpo. Si quieres perder peso, entonces no debes atracarte de comida chatarra cuando descompones la grasa de tu cuerpo. Este método trabaja, solo si sigues estrictamente los protocolos de la dieta.

La Dieta 5:2

En esta variante de dieta, necesitas restringir el consumo de calorías en dos días de la semana, y comer como normalmente lo haces en los otros días. En los días que necesitas restringir el consumo de calorías, las calorías que consumes deben ser entre 500 y 600. Michael Mosley es el creador de esta dieta, la cual también es conocida como la Dieta del Ayuno. En los días que ayunas, debes asegurarte de no consumir más de 600 calorías. Puedes sustentarte en dos comidas pequeñas dentro de este límite de calorías. Esta dieta es ideal para todos aquellos a quienes no les gusta la idea de ayunar diariamente.

Comer – Parar- Comer

En esta forma de Ayuno Intermitente, debes de ayunar por 24 horas, una o dos veces a la semana. Brad Pilon, un famoso experto del entrenamiento físico, ideó esta dieta.

Puedes escoger los días que quieres ayunar. Por ejemplo, si tu ayuno comienza a las 8 p.m. en lunes en la noche, entonces terminarás tu ayuno únicamente a las 8 p.m. del martes. Puedes decidir cuando quieres ayunar, si ayunas por 24 horas. No puedes consumir ningún alimento sólido durante el período de ayuno, pero puedes tener bebidas libres de calorías. Debes asegurarte de estar consumiendo comidas saludables en los días normales. Si apenas estas empezando con el ayuno, entonces esta dieta puede ser un poco complicada. En su lugar, es una buena idea empezar con cualquiera de los métodos anteriores y luego encaminarse hacia este protocolo de dieta. Si quieres seguir esta dieta, entonces necesitas auto-disciplina y auto-control.

Asegúrate de que tu periodo de ayuno nunca exceda las 48 horas. Por lo tanto, no intentes de ayunar por dos días seguidos y manéjalo con calma.

Día de Ayuno Alternativo

Si quieres seguir este método de Ayuno Intermitente, entonces necesitas consumir 500 calorías en cada día alternativo. Si no eres fan de una dieta estricta, entonces esta funcionará bien para ti. Puedes comer como normalmente lo haces todos los días excepto en aquellos que tienen la restricción calórica.

La Dieta Guerrera

Ori Hofmekler, un famoso experto de entrenamiento corporal, fue el creador de esta dieta. En este método, necesitarás tener pequeñas porciones de frutas y vegetales crudos durante el día y al final del día con una comida muy energética en la noche. La ventana para comer en este método está restringida a 4 horas. Los alimentos que puedes consumir en esta dieta son muy parecidos a los que consumes cuando sigues la dieta Paleo. Es decir, eres libre de saciarte de alimentos que no estén procesados. Esencialmente significa que puedes comer solo alimentos a los que nuestros ancestros cavernícolas tenían acceso. Si sientes que tu ancestro hombre de las cavernas no podía comer algo, entonces tu tampoco puedes. Si no quieres ayunar todo el día, puedes comer algunas frutas y vegetales. Esto te ayudará a mantener a raya el hambre.

Ayuno Espontáneo

Como sugiere el nombre, simplemente necesitas saltarte comidas espontáneamente. No hay ningún plan establecido. Si no sientes la necesidad de comer, simplemente saltas una comida. Habrá tiempos en los que no tendrás tiempo para comer o no sentirás ganas de comer. De modo que, siempre que saltes una comida, estas siguiendo efectivamente los protocolos de esta dieta. No le hará ningún daño a tu cuerpo saltarse comidas de vez en cuando.

Capítulo Tres: Beneficios del Ayuno Intermitente

Quizás la razón más común de por qué las personas optan por el ayuno intermitente es para perder peso. Además de la pérdida de peso, hay varios otros beneficios que ofrece esta dieta y que aprenderás en este capítulo.

Pérdida de Peso

El ayuno intermitente alterna entre períodos de comida y ayuno. Si ayunas, naturalmente, tu consumo de calorías se reducirá, y eso también ayudara a mantener tu pérdida de peso. Igualmente, previene que te entregues a comer sin pensar. Cada vez que comes algo, tu cuerpo convierte el alimento en glucosa y grasa. El cuerpo utiliza la glucosa inmediatamente y almacena la grasa para un uso posterior. Cuando te saltas algunas comidas, tu cuerpo comienza a buscar en sus depósitos internos de grasa para proveer energía. Tan pronto como el cuerpo comienza a quemar las grasas debido a la escasez de glucosa, comenzarás a perder peso. También, la mayoría de las grasas que pierdes son de la región abdominal. Si quieres un abdomen plano, entonces esta es la dieta perfecta para ti.

Sueño

La falta de sueño es la principal causa de obesidad. Cuando tu cuerpo no duerme lo suficiente, el mecanismo interno para la quema de grasas se ve afectado. El ayuno intermitente regula tu ciclo de sueño y, en consecuencia, hace que tu cuerpo queme grasa efectivamente. Un buen ciclo de sueño tiene diferentes beneficios psicológicos – te ayuda a sentir enérgico y mejor tu estado de ánimo.

Resistencia a Enfermedades

El ayuno intermitente ayuda en el crecimiento y regeneración de las células. ¿Sabías que el cuerpo humano tiene un mecanismo interno que ayuda a reparar el daño celular? El ayuno intermitente ayuda a poner en marcha este mecanismo. Mejora el funcionamiento general de todas las células en el cuerpo humano. Es decir, que es directamente responsable de mejorar los mecanismos de defensa naturales del cuerpo mediante el incremento de su resistencia a enfermedades y dolencias.

Un corazón sano

El ayuno intermitente contribuye a la pérdida de peso, y la pérdida de peso mejora su salud cardiovascular. Una acumulación de placa en los vasos sanguíneos se conoce como aterosclerosis. Esta es la principal causa de enfermedades cardiovasculares. El endotelio es el revestimiento delgado de los vasos sanguíneos y cualquier disfunción en el resulta en aterosclerosis. La obesidad es el principal problema que afecta a la humanidad y es también la razón principal del incremento de los depósitos de placa en los vasos sanguíneos. El estrés y la inflamación también incrementan la severidad de este padecimiento. El ayuno intermitente combate la acumulación de placa de grasa y ayuda a combatir la obesidad. Por lo tanto, todo lo que necesitas hacer es seguir los sencillos protocolos del Ayuno Intermitente para mejorar tu salud en general.

Un intestino sano

Existen muchos millones de microorganismos presentes dentro del sistema digestivo. Estos microorganismos ayudan a mejorar el funcionamiento general del sistema digestivo y son conocidos como microbiota intestinal. El ayuno intermitente mejora la salud de esta microbiota y mejora su salud digestiva. Un sistema digestivo sano ayuda a la mejor absorción de alimentos y mejora el funcionamiento de su estómago.

Ataca la diabetes

La diabetes es un serio problema por sí sola. Es también el principal indicador del incremento en los factores de riesgo de varias enfermedades cardiovasculares como los infartos y los accidentes vasculocerebrales. Cuando los niveles de glucosa incrementa de manera alarmante en el torrente sanguíneo y no hay suficiente insulina para procesar esta glucosa, se genera la diabetes. Cuando el cuerpo es resistente a la insulina, se vuelve difícil regular los niveles de insulina en el organismo. El ayuno intermitente reduce la resistencia a la insulina y ayuda a combatir la diabetes.

Reduce la inflamación

Cada vez que tu cuerpo siente que existe un problema interno, su defensa natural es la inflamación. Esto no significa que todas las formas de inflamación son deseables. La inflamación puede ocasionar muchas condiciones de salud serias, como artritis, aterosclerosis y otros desórdenes neurodegenerativos.

Cualquier inflamación de esta naturaleza es conocida como inflamación crónica y es muy dolorosa. La inflamación crónica puede restringir los movimientos de tu cuerpo también. Si deseas mantener la inflamación bajo control, el ayuno intermitente ciertamente te resultará muy útil.

Promueve la reparación celular

Cuando ayunas, las células en tu cuerpo comienzan el proceso de eliminación de residuos. La eliminación de residuos significa la degradación de todas las células y proteínas disfuncionales y es conocido como autofagia. La autofagia ofrece protección contra muchas enfermedades degenerativas como el Alzheimer y el cáncer. A ti no te gusta acumular desperdicios en tu casa, ¿cierto? En similitud, tu cuerpo no debe conservar ninguna toxina innecesaria. La autofagia es la forma del cuerpo de deshacerse de todos los compuestos innecesarios.

Capítulo Cuatro: Qué Evitar durante el Ayuno

El ayuno intermitente ayuda a rectificar y revertir muchas condiciones de salud, pero esto no significa que es ideal para todos. Un aspecto importante que necesitas tener en cuenta es que necesitas consultar con tu médico de cabecera antes de empezar esta dieta.

¿Quiénes pueden ayunar?

Las siguientes personas pueden ayunar

Adultos sanos

Todos los adultos sanos pueden ayunar. Esto ayuda a limpiar el cuerpo y no hay ninguna razón por la que un adulto sano no pueda ayunar.

Niños

Usualmente, no es recomendable para niños menores de 18 años ayunar; sin embargo, los niños pueden ayunar. Un niño debe solo ayunar por un tiempo corto y no por períodos prolongados. Un niño perfectamente sano no tiene que ayunar. La excepción general a esta regla son todos quienes sufren de obesidad. Un niño necesita mucha nutrición para crecer y su cuerpo necesita de alimento constante. Si el niño es menor de 18 años, por favor consulta un médico de cabecera.

Diabetes tipo 2

El ayuno ayuda a revertir los efectos dañinos de la diabetes tipo 2. Si sufres de esta, entonces puedes ayunar. Antes de empezar cualquier dieta debes siempre consular con tu médico de cabecera.

¿Quiénes no pueden ayunar?

Mujeres embarazadas

Como tal, no existe una prueba concluyente de que muestre los efectos del ayuno intermitente sobre el feto. Es mejor abstenerse de cualquier dieta si estás embarazada o estás tratando de concebir. Si planeas empezar una familia, entonces tu cuerpo necesita mucha nutrición y no debes restringir tu dieta en este momento. También, las madres que están lactando deben abstenerse del ayuno intermitente. Ayunar reduce los nutrientes disponibles en la leche materna y también afecta la cantidad de leche que se produce.

Cualquier condición médica

Si tienes algún problema de salud relativo a los riñones o al hígado, no debes ayunar. Necesitas consultar a un doctor antes de ayunar si padeces de alguna condición médica preexistente. Si tomas alguna medicación para la hipertensión arterial o tienes un sistema inmunológico débil, no debes ayunar. Puedes ayunar incluso si tienes alguna condición médica, pero no olvides consultar a tu doctor.

Si recientemente has tenido alguna cirugía mayor, entonces por favor abstente de ayunar. Tampoco es lo ideal ayunar para todos aquellos que se están recuperando de alguna enfermedad mayor.

Trastornos de la alimentación

Si padeces algún trastorno de la alimentación o te estás recuperando de uno, entonces no debes ayunar. El ayuno puede causar recaídas y tú debes evitar esto a toda costa.

Miedo a ayunar

Si ayunar te asusta, entonces no ayunes. El miedo es un factor estresante innecesario y esto solo causará problemas. El miedo es una emoción poderosa y puede alterar tu estructura psicológica. Si piensas que no puedes manejar el ayuno, entonces no trates de ayunar. Si quieres ir por esta dieta para lograr resultados positivos, necesitas ser mente abierta.

Alimentos para evitar y para comer

Cuando estas siguiendo los protocolos del ayuno intermitente, el enfoque principal no es lo que comes, sino cuándo comes. Solo porque lo que comes no es el punto, no significa que te vas a llenar de carbohidratos y golosinas llenas de azúcar. Para obtener los mejores resultados, es una buena idea alejarse de todos los alimentos procesados y optar por alimentos saludables o cuando menos tratar de limitar su consumo tanto como puedas. Es decir, evita galletas, chocolates, pasteles, y todos los dulces envasados.

Aleja de ti las comidas ricas en grasas y carbohidratos no saludables como hamburguesas, pizzas y toda la comida chatarra. Di no a los alimentos que están desprovistos de proteína y que están llenos de azúcares y carbohidratos. Evita los productos de soya si quieres perder peso. Los productos de soya son ricos en estrógenos y un alto nivel de estrógenos no te hará ningún bien.

Necesitas mantener un déficit calórico si quieres perder peso. Mientras más alto el nivel de insulina en tu cuerpo, menos grasa perderás. Los carbohidratos y los azúcares incrementan el nivel de insulina. Entonces, si quieres regular tus niveles de insulina, necesitas evitar los carbohidratos.

Hay algunas personas quienes creen que puedes comer mucha proteína, fruta y vegetales mientras ayunas. Si comes todo esto durante el ayuno, no estás ayunando efectivamente, ¿verdad? Incluso si quieres tomar un par de gotas de miel con tu té de la mañana estarás en efecto rompiendo tu ayuno. Solo por que no está permitido comer nada, no significa que debes parar de tomar agua.

Tu cuerpo necesita al menos 8 vasos de agua para mantenerse hidratado y asegurar que estás bien hidratado. Beber agua hará que te sientas lleno y ayudara a evitar cualquier sensación de hambre.

Eres libre de consumir todas las bebidas libres de calorías como el té negro, el café negro, el té verde, los tés herbales y el agua carbonatada. Trata de limitar tu consumo de cafeína. La cafeína tiene un efecto diurético sobre el cuerpo y demasiada de ésta puede causar deshidratación debido a la pérdida de electrolitos. Trata de limitar tu consumo de cafeína a dos tazas de café u otra bebida con cafeína de tu elección libre de calorías. Puede parecer un poco tentador agregar un poco de azúcar a tu café, o quizás un poco de miel a tu té. Si haces esto, vas a ocasionar un pico en tus niveles de insulina. Cuando existe un pico en los niveles de insulina, el cuerpo se detiene de quemar grasas y desaparecen los beneficios del ayuno. Debes evitar cualquier cosa que cause un pico en tus niveles de insulina y que en efecto, rompa tu ayuno. Algunas personas piensan que mascando goma de mascar libre de azúcar podrán mantener el hambre controlada. Aunque las etiquetas de esos productos dicen que "no tienen azúcar" realmente incluyen algunos carbohidratos en ellos.

Si realmente quieres perder peso y quieres mejorar tu salud general, entonces es una buena idea mantenerse lejos de todas las formas de bebidas alcohólicas también. El alcohol contiene muchos carbohidratos que pueden sorprenderte sin saberlo. El ayuno intermitente ayuda a limpiar el cuerpo. Por tanto, si realmente quieres limpiar tu cuerpo entonces necesitas evitar todas las sustancias que resultarán en la acumulación interna de toxinas. De manera que aléjate del alcohol para mejorar esta dieta eficientemente.

Capítulo Cinco: La Verdad sobre el Desayuno

Perder peso puede ser un poco difícil a veces. ¿Quieres saber si puedes acelerar este proceso y convertir tu cuerpo en una máquina de quemar grasa? Si la respuesta es sí, entonces necesitas empezar a saltarte el desayuno. Sí, leíste bien. Tú puedes pensar que no es una buena idea ya que el desayuno es la comida más importante del día. Bueno, detén tu análisis antes de llegar a cualquier conclusión. Explora la información contenida en este capítulo y ciertamente cambiarás tus pensamientos acerca del desayuno.

La fisiología humana está basada en el patrón de alimentación hambre-banquete, la naturaleza básica de cazador- recolector de nuestros homo-sapienses ancestros aún está presente en nosotros. Podríamos vivir en un mundo moderno donde hubiese escasez de alimentos, pero nuestros cuerpos no tendrían el tiempo necesario para acostumbrarse a este cambio. El dilema constante que existe entre la sociedad moderna y nuestra fisiología básica no es un problema nuevo. No es una buena idea ignorar nuestra fisiología básica. En cambio, necesitas tratar de entenderla para que así puedas hacer todo lo que sea necesario para aprovechar al máximo tu metabolismo. Si quieres que tu cuerpo trabaje por ti, entonces necesitas tomarte el tiempo para entender cómo funciona. Necesitas trabajar con tu metabolismo y no en contra de él, si quieres alcanzar tus metas de pérdida de peso y de salud.

Es una creencia popular la idea de que el desayuno es la comida más importante del día. Casi todos los protocolos comunes para perder peso recomiendan consumir un buen desayuno energético. Otro mito popular que al parecer todos creemos que es verdad es que saltarse el desayuno causa obesidad. Pero, ¿de dónde vienen estas supuestas verdades? Si te tomas un momento para pensar acerca de esto, estas afirmaciones no tendrán ninguna lógica para ti.

¿Cómo puedes engordar si restringes el consumo de calorías? ¿Qué es lo esencial para la pérdida de peso? La respuesta es el déficit de calorías. Entonces, si te saltas el desayuno, tu cuerpo está en un déficit de calorías y eso debe promover la pérdida de peso. Entonces, parece un poco absurdo creer que saltarse el desayuno te hará engordar, ¿no?

Por lo tanto, esta creencia no es nada más que un mito y saltarse el desayuno no te hará engordar. De hecho, según una investigación publicada en el 2014 en la *Revista Americana de Nutrición Clínica*, se demostró que comer o saltarse el desayuno no tiene ningún efecto sobre la pérdida de peso.

Cuando se trata de consumir alimentos, lo único que no debes olvidar es escuchar a tu cuerpo. Tu cuerpo es muy inteligente, y sabe lo que quiere. Es decir, debes comer solo cuando tienes hambre. Cuando tu cuerpo necesita alimento, te lo hará saber. Si no te sientes con hambre en la mañana, no te obligues a comer un desayuno y simplemente salta esa comida. Es perfectamente normal saltarse el desayuno y mucha gente lo hace.

¿Alguna vez te has preguntado por qué no te sientes hambriento en la mañana? El sistema circadiano mantiene nuestros cuerpos en sincronía con el formato de 24 horas del día y la noche y nuestra respuesta a la luz y a la oscuridad. El sistema circadiano también afecta las hormonas, la digestión y la temperatura corporal. Además de esto, controla el hambre o el apetito y es responsable por la falta de hambre durante la mañana y la sensación de hambre en la noche. Si ayunas durante toda la noche, entonces no tendrás hambre por la mañana.

Si existe un constante suministro de glucosa, entonces tu cuerpo no quemará grasas. La glucosa es la forma de energía más fácil para nuestro cuerpo, y este no aprovechará sus reservas de grasa si constantemente le das la glucosa como opción. Si persistes consumiendo cinco o seis comidas al día, no quemarás ninguna grasa. Necesitas restringir el consumo de alimento si quieres que tu cuerpo queme grasa.

Toda la comida que consumes se convierte en glucosa y el exceso de glucosa se almacena dentro de células que forman moléculas de grasa. Cuando restringes el consumo de alimentos por períodos prolongados como lo haces en el Ayuno Intermitente, tu cuerpo comienza a utilizar los depósitos de grasa para proveer de energía. Puedes optimizar este proceso de la quema de grasas al postponer la primera comida del día.

Es muy común el malentendido de que tu cuerpo necesita un aporte constante de glucosa para funcionar de manera óptima. Esto podría ser cierto si sufres de bajos niveles de glucosa, pero si eres un adulto sano, entonces no tienes que preocuparte por esto. No tienes seguir comiendo cada par de horas. Si sigues alimentando tu cuerpo todo el tiempo, éste comienza a hacerse resistente a la insulina y esto puede causan una amplia variedad de problemas para la salud.

De hecho, el método más popular de ayuno intermitente – Ganancias Magras, recomienda que te saltes el desayuno. Cuando estas durmiendo, tu cuerpo sigue produciendo ciertas hormonas que procesan grasa y almacenan cierta energía. Por esto, tan pronto como te despiertas en la mañana, ¡sentirás un estallido de energía! Esta energía puede sustentarte por al menos un par de horas. No te tienes que preocupar acerca de saltarse el desayuno, ciertamente esto no te hará daño.

Capítulo Seis: Frecuencia de Ayuno

El ayuno intermitente es un hábito del comer que oscila entre períodos de comida y de ayuno. Existen muchos mitos acerca de este método de ayuno. En este capítulo, vamos a desenmascarar los más populares conceptos erróneos que existen acerca de ayunar, merendar y la frecuencia de comer.

Saltarse el desayuno te hará subir de peso

En realidad, el desayuno no es tan importante como las personas piensas. Podría pensarse que ésta es la comida más importante de día, pero realmente no lo es, y esta concepción es solo un mito. Las personas creen que saltarse el desayuno conlleva a un hambre excesiva y a subir de peso. No existen estudios científicos o investigaciones que apoyen esta teoría. Saltarse el desayuno no te hará subir de peso y lo puedes hacer con bastante seguridad y sin ningún temor. Puedes ayunar por un tramo de 16 a 24 horas sin preocuparte por el funcionamiento de tu cuerpo. Tu cuerpo sabe que es lo mejor para el por eso confía en tu cuerpo.

Tu metabolismo mejora cuando comes con frecuencia

Es un mito popular la idea de que comer frecuentemente ayuda a mejorar el metabolismo. Ingerir pequeñas comidas no mejora la habilidad de tu cuerpo para quemar calorías. Es cierto, tu cuerpo necesita algo de energía para digerir y asimilar la comida que consume. Esto es referido como el efecto térmico de los alimentos y representa alrededor del 20 – 30% de las calorías totales de las proteínas, 5 – 10% de los carbohidratos, y alrededor del 3% de las grasas. En promedio, el efecto térmico de los alimentos representa un 10% del total de calorías que consumes. Necesitas tomar en cuenta el total de calorías que consumes y no el número de comidas que ingieres. No necesitas seguir comiendo constantemente. Por ejemplo, si tienes tres comidas de 1000 calorías cada efecto térmico será de 300 calorías y será lo mismo que si tienes 6 comidas de 500 calorías cada una. Es decir, puedes ayunar por períodos prolongados sin preocuparte por enlentecer tu metabolismo corporal.

Comer con frecuencia ayuda a mantener controlada el hambre

Las personas creen que merendar constantemente ayuda a mantener el hambre a raya y reduce las ocasiones en las que el hambre es excesiva. Las comidas frecuentes obviamente te dejaran satisfecho, pero no tienes que hacer esto. Si quieres reducir tus antojos y mantener el hambre controlada, entonces necesitas asegurarte de que estas alimentándote con el tipo de alimento adecuado. Tus comidas deben contener alta cantidad de fibra, proteína y grasas saludables, en lugar de carbohidratos. Una comida que es rica en carbohidratos te hará sentir hambre muy pronto y hará que quieras comer más. Consumir carbohidratos hará que tengas antojos de carbohidratos. De modo que, una comida balanceada es la clave para reducir el hambre. No tienes que preocuparte por la sensación de hambre cuando sigues los protocolos del ayuno intermitente.

Las comidas pequeñas ayudan a perder peso

Como se menciono anteriormente, las comidas frecuentes no ayudan a acelerar tu metabolismo. Las pequeñas comidas no le hacen nada bien a tu cuerpo y ciertamente no ayudan a perder peso. Comer frecuentemente tiene el efecto opuesto al efecto deseado. Puedes ayunar por un día entero sin preocuparte acerca del metabolismo de tu cuerpo. No va a haber ningún cambio en tus niveles de energías si te mantienes merendando constantemente. Si estás preocupado porque el ayunar conduce a ganar peso, puedes mandar esos miedos a descansar. De hecho, tu cuerpo empezara a quemar sus reservas de grasa para proveer energía si restringes el suministro de glucosa.

El cerebro necesita glucosa constantemente

Si, el cerebro necesita glucosa para funciona. Esto no significa que necesitan mantenerte consumiendo carbohidratos cada par de horas para que tu cerebro siga funcionando. Ciertamente el no parará de funcionar si no comes nada por un extenso período. Este concepto errado se debe a la presunción de que el cerebro necesita glucosa para funcionar. Incluso si restringes la ingesta de alimentos, tu cuerpo puede quemar grasas y producir energía que ayudará al funcionamiento de tu cuerpo. Tu cuerpo empieza a producir la glucosa que es necesaria a través de un proceso conocido como gluconeogénesis. Existe una reserva de glucosa en el cuerpo y el hígado lo descompone para suministrar la glucosa que es esencial para el funcionamiento del cerebro. Incluso durante el formato de 24 horas de ayuno, el cerebro seguirá funcionando, y no tendrás que preocuparte por eso. Las grasas dietéticas presentes en el cuerpo se descompondrán en cetonas por el hígado para aportar la energía necesaria que tu cuerpo necesita. Las cetonas ayudan en el funcionamiento del cerebro. Piensa en esto como un revolucionario punto de vista. Los seres humanos podrían haberse extinguido hace mucho tiempo si los carbohidratos fuesen la única manera para subsistir. Sin embargo, si un individuo tiene hipoglucemia, entonces tendrá que comer cada par de horas para no enfermarse.

Comer con frecuencia es necesario para una buena salud.

Estar en un constante estado de alimentación no es natural para el cuerpo humano. Durante la evolución, los humanos tenían que soportar períodos de inanición. Si comer con frecuencia fuese esencial para subsistir, entonces los seres humanos podrían haber desaparecido hace mucho tiempo. De hecho, el ayuno ayuda a inducir la reparación celular al poner en marcha el proceso de autofagia. Esto ayuda a proveer protección contra enfermedades como el Alzheimer e incluso ciertos tipos de cáncer. Ayunar es muy beneficioso para el sistema y ayuda a limpiarlo eliminando la sobrecarga de toxinas en el cuerpo. Además, merendar con frecuencia tiene cierta desventaja. Las comidas frecuentes incrementan el consumo de calorías y conduces a incrementar las células grasas en el hígado, lo que no le hace nada bien a tu cuerpo.

"Modo Hambre"

Un argumento popular en contra del ayuno intermitente es que éste coloca a tu cuerpo en modo de inanición. Mientras ayunas, el cuerpo asume que está en inanición, y por eso enlentece el metabolismo y previene la quema de grasa para producir energía. La pérdida de peso a largo plazo reduce las calorías que quemas y eso es lo que es modo de inanición. Sin embargo, esto sucederá independientemente del tipo de protocolo de dieta que sigas. Por su parte, el ayuno a corto plazo ayuda a acelerar las funciones metabólicas del cuerpo. El incremento en los niveles de noradrenalina en el cuerpo incrementa la descomposición de las células adiposas y en consecuencia acelera el metabolismo. Ayunar por 48 horas ayuda a acelerar el metabolismo, pero solo esto invierte el efecto. Puedes ayunar si sigues un protocolo de ayuno sensible.

Perderás masa muscular durante el ayuno

Una vez más, no hay nada más erróneo que la idea de que ayunar conduce a la pérdida de masa muscular. El ayuno lleva únicamente a la pérdida de grasa. De hecho, el ayuno intermitente ayuda a incrementar la formación de masa muscular magra combinado con los ejercicios apropiados, ayuda a formar musculo. La restricción calórica continua por largos días conduce a la pérdida de músculo. Aunque, este no es el caso del ayuno intermitente, no tienes que preocuparte por perder músculo. Aprenderás más acerca de la formación de músculo en los próximos capítulos.

Es perjudicial para tu salud

Algunos piensan que ayunar es perjudicial. El ayuno intermitente tiene muchos beneficios para la salud y estas afirmaciones están respaldadas por la investigación científica. De modo que pensar que ayunar es malo para el bienestar general es solo un mito y no debe ser tomado en serio. En el capítulo anterior, se explicaron detalladamente los beneficios para la salud del ayuno intermitente. Entonces, ¿aún piensas que esta dieta es mala para ti después de repasar la lista de los beneficios que ofrece? Claramente esto es solo un mito y no debes prestarle atención.

El Ayuno Intermitente conduce a comer en exceso

Algunos afirman que el ayuno intermitente no lleva a perder peso y que en lugar de ello conduce a comer en exceso. Después de ayunar, tu consumo de alimento podría ser ligeramente mayor. Pero esto desaparece muy rápido. Una vez que tu cuerpo se acostumbra a los períodos prolongados de ayuno, tu consumo de calorías empezara a decrecer. No tratarás de compensarte por los períodos de ayuno comiendo más durante tu ventana de comida. Tu cuerpo ira acostumbrándose poco a poco a ayunar y ciertamente no tendrás que preocuparte por ganar peso.

Ayunar realmente no es malo para ti, y puede ayudarte a mejorar tu salud en general. Dependiendo del protocolo de ayuno intermitente que optes por seguir, tu horario de ayuno será distinto. No te preocupes acerca de la frecuencia de ayuno, ya que tu cuerpo obtendrá los nutrientes que necesita para funcionar adecuadamente.

Capítulo Siete: Ganar Masa Muscular Magra

Ha habido un debate en curso acerca de si es bueno hacer ejercicio con el estómago vacío o no. Este acalorado debate ha estado en marcha desde que las pesas se introdujeron en los gimnasios. Como se mencionó, es una intensa discusión y diferentes personas tienen diferentes opiniones. En esta sección, aprenderás acerca de cómo puedes mejorar la eficiencia de tus entrenamientos mientras realizas esta dieta.

Una de las primeras cosas que necesitamos hacer es tener claro la idea de las pequeñas y frecuentes comidas. La opinión popular sobre comidas frecuentes y pequeñas parece ser que esto ayuda a acelerar el metabolismo y contribuir a la quema de grasas. Además, las personas parecen creer que esto promueve el crecimiento de músculo. Necesitas entender que aún no existen las investigaciones necesarias que apoyen estas afirmaciones. Otra idea que necesita ser aclarada es la de si es bueno o no ejercitarse con el estómago vacío. La última pregunta que necesita ser aclara es la de si saltar comidas enlentecerá el metabolismo e incrementara el deseo de comer.

Te podrías preguntar cómo puedes aclarar todas estas opiniones opuestas. Pues, existen algunos pensamientos acerca del Ayuno Intermitente. Aprenderás acerca de estas opiniones y los hechos relacionados con estos conceptos que te ayudarán. En este capítulo, tú aprenderás acerca de cómo ejercitarse mientras sigues los protocolos del ayuno intermitente.

Un estómago vacío provoca ciertos cambios hormonales dentro de tu cuerpo que pueden promover la quema de las grasas almacenadas y la formación de músculo. Cuando el estómago está vacío se incrementa la sensibilidad de tu cuerpo a la insulina e incrementa la producción de las hormonas de crecimiento.

El páncreas produce insulina y ésta ayuda a tu cuerpo a procesar los alimentos que consumes. La insulina remueve el azúcar del torrente sanguíneo y la transporta a las células adiposas, músculos e hígado para su uso posterior. El problema comienza cuando comes demasiado y muy frecuentemente, todo esto decrece la sensibilidad de tu cuerpo a la insulina. Un nivel bajo de sensibilidad a la insulina trae un sin número de problemas de salud, tales como incapacidad para perder peso, ganancia de peso, incremento del contenido graso e incremento del riesgo de muchas enfermedades cardiovasculares en el camino. Si comes con menor frecuencia como cuando estás en el ayuno intermitente, se reduce la producción de insulina y en consecuencia, disminuye el riesgo de resistencia a la insulina. Mientras menos insulina produce tu cuerpo, más sensible se vuelve a la insulina, y esto ayuda a quemar la grasa almacenada y reduce el riesgo de diabetes y enfermedad cardiovascular.

Cuando te ejercitas con el estómago vacío, tu cuerpo incrementa la producción de un elixir mágico conocido como hormona del crecimiento, la cual es necesaria para el crecimiento de los músculos, para hacer más fuertes los huesos, para la longevidad, y para una efectiva quema de grasa. Algunos estudios muestran que un ayuno de 24 horas puede incrementar la producción de hormona del crecimiento en hombres en un 2000% y alrededor de un 1300% en mujeres. Estos números parecer ser un tanto increíbles, ¿no? Todo esto simplemente con ayunar por 24 horas.

Podrías estar curioso acerca del protocolo intermitente y si esto no afectará tu masa muscular. La realidad es que aún podrás formar músculo mientras sigues esta dieta. Hay tres cosas que necesitas considerar. Sigue leyendo para más información.

El método de ayuno intermitente que podrías adoptar por voluntad dependerá del tipo de estilo de vida que llevas. Dependiendo de tus necesidades, ya sean espirituales o físicas, puedes seleccionar un método específico de ayuno.

Independientemente de tus razones para iniciar esta dieta, puedes estarte preguntando cómo podrás formar músculo mientas sigues los protocolos del ayuno intermitente. La creencia de que no podrás formas músculo es una idea errada y no puede estar más alejada de la verdad. Existen un par de cosas que puedes hacer para maximizar tu éxito.

Si tienes un tiempo determinado para ayunar, asumamos por ejemplo desde las 5 de la mañana hasta las 7 de la noche, entonces sería ideal si puedes ajustar tu entrenamiento en tu horario durante las horas de la noche. Despertarse antes de las 5 a. m. es casi imposible. También necesitaras comer antes de involucrarte en un entrenamiento de resistencia. Entonces, hacer ejercicio a mitad del día es desaconsejable. Necesitarás consumir proteínas y carbohidratos después de ejercitarte para iniciar el proceso de recuperación. Si estás entrenando en la noche, entonces puedes ajustarte a una pequeña comida después del ejercicio. Puedes entrenar por una hora y aún darle a tu cuerpo algún tiempo para recuperarse antes de irse a dormir.

Debes planear tus comidas de manera tal de que la mayor parte de calorías que vas a consumir sea inmediatamente después del entrenamiento. Es importante que hagas esto, porque en este momento tu cuerpo utilizara todas esas calorías para producir masa muscular magra y esto además facilitara el proceso de recuperación. Necesitarás determinar el número de calorías que necesitas para construir músculo. Necesitarás consumir 20% de esas calorías antes de entrenarte. Las calorías que consumes deben ser una mezcla de proteínas y carbohidratos. El otro 60% del total de las calorías se debe consumir en el período siguiente al ejercicio. Si quieres puedes dividirlo en dos pequeñas comidas y distribuirlo en el próximo par de horas. Tu consumo de calorías definitivamente será mayor, y puedes obtener tantas calorías como puedas al optar por alimentos que son ricos en calorías como la avena, carnes rojas, entre otros. Asegúrate de que estas consumiendo alimentos ricos en carbohidratos después de entrenar. Estos proveen al cuerpo con las calorías necesarias para iniciar el proceso de recuperación. No debes preocuparte por eliminar todas las grasas de tus comidas. En lugar de ello, puedes consumir una comida grande rica en carbohidratos o proteínas inmediatamente después de tu sesión de entrenamiento y luego tener una comida alta en grasas o proteínas justo antes de ir a la cama. Debes puntualizar el que la comida posterior al entrenamiento sea baja en grasas. Las grasas son ricas en calorías y fáciles de consumir en mayores volúmenes (nueces, aceites, entre otros). Es mucho más fácil tener éstos que disminuir los carbohidratos cuando ya estas sintiéndote lleno.

Finalmente, hay una cosa más que debes de tener en mente mientras sigues los protocolos del ayuno intermitente si quieres construir músculo. Tan pronto como te levantes, debes comer algo. Si estas ayunando solo por conveniencia, entonces debes comer algo de acuerdo a su horario usual de despertarse por la mañana. Debes consumir algo justo antes de empezar el período de ayuno. Tener algo de proteína que pueda ser digerida lentamente como carne roja o requesón. Esta comida debe contar con el 20% de tu consumo diario de calorías. Pocos carbohidratos y grasas también pueden agregarse a esta comida. Esto proveerá a tu cuerpo con los aminoácidos necesarios para atravesar el período de ayuno. Tienes la opción de regresar a dormir si quieres. Tener que despertar para comer y luego ir de nuevo a la cama es una molestia. Esto no es algo que sería sostenible a largo plazo. Debes planear de qué manera tu cuerpo se acostumbrará a utilizar este simple horario. No tienes que hacer ningún ajuste adicional a tu horario. Esto encajará adecuadamente.

Asegúrate de mantener estos consejos en mente. Si tratas de involucrarte en rutinas de entrenamiento de alta intensidad mientras mantienes un consumo bajo de calorías debido a períodos prolongados de ayuno, es posible que esta idea sea contraproducente. Vas a terminar agotándote y tu cuerpo no tendrá la glucosa necesaria para iniciar el proceso de recuperación. Después de un tiempo, tu cuerpo habrá agotado el glucógeno y esto no te hará ningún bien. Para prevenir esto, necesitas acostumbrarte a comer a la fuerza. Después de un tiempo tu cuerpo se acostumbrará, y empezarás a sentirte normal. De modo que, se paciente y date algún tiempo para acostumbrarte.

Capítulo Ocho: Cómo empezar

Bien, ahora que conoces lo que es el ayuno intermitente y todo acerca de cómo funciona, el siguiente paso para ti es iniciar esta dieta. El ayuno intermitente no es simplemente un protocolo dietético, es además un estilo de vida. El ayuno intermitente es sostenible a largo plazo y no es una dieta para cortos períodos. Si quieres alcanzar y mantener la pérdida de peso y la salud en general, entonces debes apegarte a esta dieta. El ayuno intermitente te ayudará a deshacerte de todos esos kilos adicionales que quieres perder. En esta sección, aprenderás acerca de los diferentes pasos que puedes seguir para iniciar en esta dieta.

Comenzar una nueva dieta puede parecer algo intimidante, pero con la ayuda de estos pasos, no será así.

Paso 1: Seleccionar un Método

Existen varios tipos de protocolos de ayuno intermitente que puedes escoger. Una de los patrones de dieta más versátiles en estos días es el ayuno intermitente. Tú necesitas optar por un método que sea compatible con tu estilo de vida, tu personalidad y con tus objetivos. Si estas acostumbrado a despertar temprano y te gusta hacer ejercicio, entonces el método de ayuno intermitente por el que puedes optar es el método 16:8. Si seleccionas este método, entonces puedes tener un desayuno en la mañana y tener tu última comida en la noche. Si estas acostumbrado a saltarte el desayuno o no te importa saltártelo, entonces puedes tener tu primera comida en la tarde y la última comida en la noche. Si no te gusta la idea de ayunar diariamente, puedes en su lugar escoger el protocolo del día del ayuno alternativo y ayunar en días alternados. El método que selecciones es enteramente tuyo. Puedes personalizar esta dieta para que se ajuste a tus requerimientos. Existe un método de ayuno que cumple con tus requerimientos y simplemente necesitas tomar la decisión acerca del método que quieres adoptar.

Paso 2: Investigación

Lee toda la información que se presenta en este libro antes de decidir seleccionar un método específico. Siempre selecciona un método que encaje con tu estilo de vida. Si haces esto, será muy sencillo adherirse al protocolo de dieta. Cuando comparas con otras dietas convencionales, este método es muy relajado ya que el Ayuno intermitente no hace mucho énfasis en lo que comes, en su lugar se concentra en cuándo comes. Revisa tus prioridades y encuentra el método que encajará con tus necesidades. Una vez establecidas tus metas, necesitas investigar acerca del protocolo de ayuno que quieres adoptar. Si quieres perder grasa y ganar masa muscular magra opta por el método Ganar Masa Magra.

Paso 3: Encontrar las herramientas necesarias

Existen varias aplicaciones que puedes usar para ayudarte con esta dieta. Puedes seleccionar desde las aplicaciones que son gratis al igual que las pagas para registrar tu progreso. El ayuno intermitente es un método esencialmente de ensayo y error. Un método podría ser muy efectivo para alguien mientras que otro método puede funcionar para otros. Puedes descargar una aplicación que te ayude a registrar tu proceso y a determinar incluso si un método específico es efectivo o no. Si quieres, puedes también llevar un diario de comida para registrar tu progreso. Necesitas hacer notas de cuándo comes y qué comes, además del progreso que estas logrando.

Paso 4: Empezar la transición

Empezar esta dieta puede ser un tanto difícil, si no tienes una actitud de todo o nada. Si estas acostumbrado a saltarte comidas de vez en cuando, el ayuno intermitente te será muy sencillo. Si no estás acostumbrado a ayunar y nunca has ayunado antes, entonces será un poco difícil hasta que ganes un poco de camino. Necesitas prepararte mentalmente para la dieta que quieres seguir. Puede parecer un poco desalentadora la idea de que necesitas pasar períodos prolongado sin comer. Sin embargo, la única cosa que tienes que recordar es que todos tus miedos no tienen fundamento, y de hecho, no hay nada a lo que tengas que temerle. El miedo esta en tu cabeza y no lo superarás a menos que no avances el primer paso.

Necesitas tomar algún tiempo para condicionar tu cuerpo. Para condicionar tu cuerpo, puedes iniciar incrementando lentamente el intervalo entre dos comidas. Después de que hagas esto, puedes comenzar a saltar una comida al día, de modo que tu cuerpo se acostumbre a la idea del ayuno. Si estas acostumbrado a merendar entre las comidas, entonces despacio puedes ir reduciendo las meriendas. En su lugar, puedes empezar a llenarte de alimentos que te dejaran con una sensación de llenura por más tiempo. Después de hacer esto, puedes comenzar con un método de ayuno relativamente fácil. Puedes iniciar con el método del día alternativo de ayuno o el método de Ganancias Magras. Todo se resume a condicionarte lentamente a ti mismo para la dieta y la idea de cumplirla. Una vez que haces esto, serás capaz de seguir la dieta fácilmente.

Paso 5: Encontrar el apoyo necesario

Todos necesitamos de un sistema de apoyo. Tu sistema de apoyo te animará y te motivará a seguir incluso si sientes que te estás rindiendo. Puedes comenzar tu dieta con un amigo o compañero de dieta. Encuentra un compañero para ti y empiecen la dieta juntos. Tu amigo de dieta puede ser tu compañero, esposo (a), amigo (a) o cualquier otro. Puedes usar a esa otra persona como entrenador y mentor durante el camino. Si no puedes encontrar a alguien con quien hacer esto, entonces puedes explicarle tu situación a alguien y hacer que te haga responsable del progreso que logras. Haz que esa persona te revise así como también verifique el progreso que estas teniendo.

Paso 6: Tonificar tus entrenamientos

Necesitas tonificar tus entrenamientos, al menos inicialmente. Debes darle a tu cuerpo algo de tiempo para acostumbrase a la nueva dieta antes de que puedan regresar a la rutina de ejercicios. Cuando tu cuerpo se está adaptando a una nueva dieta, es muy probable que te sientas un poco débil y bajo de energía. Ante tal situación, si te presionas demasiado, corres el riesgo de agotarte y esto no te hará ningún bien.

Paso 7: Seguir la gratificación retrasada

La gratificación retrasada es una técnica brillante y funciona muy bien con esta forma de dieta. Podría haber ocasiones cuando los antojos de hambre te ataquen y empieces con las ansias por algo dulce. Siempre que esto ocurra, has una lista de las cosas que quieres comer. Sigue añadiendo cosas a la lista cada vez que te sientas hambriento. Cuando esto ocurra, necesitaras decirte a ti mismo que en este momento no puedes comer eso pero que lo podrás comer luego. Cuando haces esto, ayudar a detener a tu mente en su deseo por las cosas que no debes comer. Necesitas controlar tu mente y no debes dejar que ésta te controle. Necesitas comer solo alimentos que son buenos para ti.

Paso 8: La proteína debe ser una prioridad

Siempre asegúrate de que ingieras las proteínas necesarias y los carbohidratos complejos antes de cualquier otra cosa. Puedes tener algo dulce o frito dentro de tu lista de comer, pero todo puede esperar. Si cedes a tus deseos de comer algo que no se supone que debas, entonces terminarás sobrealimentándote.

También, es muy probable que te llenes con comida chatarra durante la ventana de comida y luego experimente antojos y hambre cuando comiences a ayunar. Cuando estas comiendo, necesitas entender que estas preparando tu cuerpo para el período de ayuno. Por eso, siempre debes comer aquellos alimentos que te dejaran satisfecho por largo tiempo como proteínas, carbohidratos saludables y grasa dietéticas.

Si comienzas a sentir hambre mientras ayunas, es probable que te rindas en la dieta. Para evitar esto, come alimentos saludables.

Evita toda clase de alimentos procesados que están repletos de azúcares, grasas no saludables y carbohidratos indeseables. En lugar de ello, opta por alimentos saludables que sean ricos en fibra, nutrientes, y en macronutrientes esenciales. La comida saludable nutrirá tu cuerpo y te hará sentir con energía. Los alimentos poco saludables como chocolates o las papas fritas pueden ser reemplazados con algunas frutas o nueces. Aquí un par de simples consejos que puedes considerar para asegurarte de que estas ingiriendo alimentos saludables.

Tener carbohidratos complejos, como granos integrales y hortalizas de hojas en lugar de alimentos con almidón con pan, pasta o pizza. Tu comida debe ser rica en proteínas porque así no solo quedas satisfecho por más tiempo, además es bueno para ti. Aléjate de los alimentos procesados y opta por golosinas saludables como papas de col rizada, nueces, frutas o cualquiera que no esté lleno de grasas saturadas y grasas trans. Reemplaza las bebidas azucaradas con agua (gasificada o simple). Crea un plan de alimentos para ti mismo. Si estás interesado en cocinar, entonces aprende a experimentar con recetas y cocina algo diferente. Comidas saludables no significan que tienen que ser ensaladas suaves, de modo que mantén tu mente abierta y trata de manejarte en la cocina. Si planeas tus comidas con tiempo, entonces puedes preparar toda la comida en tu día libre, esto hace mucho más sencillo el proceso de cocinar.

Paso 9: Toma una foto del "antes"

Antes de comenzar a seguir cualquiera de los protocolos del ayuno intermitente, hay un pequeño paso en el camino que necesitas dar. Tienes que tomar una fotografía de ti mismo. Puedes titularla como la fotografía del "antes". Esto te ayudará a iniciar. Si sigues los protocolos del ayuno intermitente adecuadamente, entonces serás capaz de ver un cambio positivo en tu cuerpo. Sigue tomando una fotografía semanal de ti mismo y has una línea de tiempo con fotografías. Esto ayudara a ver el progreso que estas alcanzando. Algunas veces podrías necesitar una motivación adicional para continuar. También, continúa registrando tus medidas corporales. A veces, podrías no notar la pérdida de peso, pero serás capaz de ver el cambio en tus medidas corporales.

Paso 10: Cosas a tener en cuenta

Si estas iniciando con el ayuno intermitente o quieres intentar con esta dieta, entonces hay un par de cosas que necesitas tener en cuenta. Necesitas entender que los dos primeros días pueden ser muy duros. A tu cuerpo le tomará algún tiempo acostumbrarse a la nueva dieta durante este tiempo, tienes que luchar contra tu impulso de ceder. Aprenderás más acerca de los diferentes consejos que puedes seguir para hacer esta dieta más sencilla en el siguiente capítulo.

Sigue estos sencillos pasos dados en esta sección para idear un plan de acción para iniciar esta dieta.

Capítulo Nueve: Consejos y trucos

Ahora que ya sabes de qué se trata el ayuno intermitente y la manera en la que puedes empezar, el siguiente paso será incorporar cualquier protocolo de ayuno intermitente en tu vida. En este capítulo, vamos a tratar un par de consejos que te serán muy útiles mientras sigues los protocolos de esta dieta.

Siempre que sientas que ese antojo de hambre está a punto de aparecer, toma un par de respiraciones profundas y bebe un vaso de agua. Ese antojo de hambre debe desaparecer en menos de 15 minutos. Si no se alivia, puedes tomar una taza de té verde, té de hierbas, o inclusive café negro.

Cada vez que termines con el ayuno, no comiences a ahogarte en comida inmediatamente. No debes tratar de llenarte con tanta comida como sea posible, en su lugar toma un par de minutos y deja que el hambre intensa disminuya un poco antes de comenzar a comer. No es una carrera, de modo que come lentamente y evita toda clase de distracciones. Por lo que, apaga el televisor mientras estas comiendo y mantén tu teléfono apagado. No te permitas comer sin pensar y practica alimentarte conscientemente. No tratar de compensarte por el período de ayuno, llenándote de comida, ya que con esto no te estás haciendo ningún bien.

Es ideal que inicies tus comidas con alimentos que sean ricos en nutrientes. Entonces, llena tu plato con alimentos ricos en proteínas, grasas naturales, fibra, en lugar de carbohidratos y azúcares. La proteína y la fibra te ayudarán a sentirte satisfecho por más tiempo y reducirán tu consumo calórico también. La nutrición debe ser una prioridad y no la cantidad de comida que consumes. Si alguna vez te apetece tomar un helado, asegúrate de que te llenes de alimentos nutritivos antes de tener este capricho azucarado.

Trata de mantenerte tan ocupado como sea posible y no te quedes sentado sin hacer nada. Si estás siempre trabajando, entonces no tendrás tiempo libre para pensar en el hambre o en planear tu siguiente comida. Mientras más pienses en comida, más hambriento te sentirás. Haz lo más que puedas para mantenerte ocupado.

A tu cuerpo le tomará alrededor de una semana más o menos el acostumbrarse a cualquiera de los protocolos de ayuno intermitente. Una vez que tu cuerpo se acostumbre a ello, puedes incorporar entrenamientos de alta intensidad en tu horario de ejercicio. Entrenar mientras estas ayunando te ayudará a mejorar el proceso de perder peso al acelerar la quema de grasas para la producción de energía. Sin embargo, ten cuidado al hacerlo. Si te sientes cansado o fatigado, debes inmediatamente parar lo que estés haciendo. Asegúrate de siempre mantener tu cuerpo hidratado.

Podrías excederte durante un par de días al inicio del ayuno intermitente. Al menos las primeras veces que esto suceda, no entres en pánico y no te preocupes innecesariamente. Es el instinto de supervivencia de tu cuerpo que se pone en marcha debido a la ausencia de comida. Tu instinto de supervivencia esta cableado en tu cerebro, y te llevará una o dos semanas condicionarte. Después de un tiempo comenzarás a comer comidas de porciones regulares. Así que no te preocupes.

Durante la ventana de comida, no tienes que contar calorías y de hecho, eres libre de comer cualquier cosa; sin embargo, esto no significa que comas toda clase de comida chatarra. Debes comer de tal manera que no estés hambriento durante tu período de ayuno. Si comienzas a sentirte hambriento inmediatamente después de una comida, siempre puedes tener una pequeña merienda. Simplemente debes asegurarte de que estás apegándote a tu horario de ayuno y alimentación.

Siempre debes iniciar lentamente. Recuerda que ni tu cuerpo ni tu mente están acostumbrados a no comer por largos períodos. Tomará algún tiempo condicionarte. Te prepararás para fallar si piensas que inmediatamente puedes comenzar a ayunar durante 24 horas. En lugar de ello, trabaja gradualmente incrementando el intervalo entre dos comidas. Puedes también empezar por saltar una comida a la vez.

Puedes mantener tus niveles de azúcar en sangre a lo largo del día consumiendo carbohidratos de alta calidad, tales como vegetales y frutas junto con muchas proteínas y alimentos grasos naturales. Esto además ayudará a tu cuerpo a optimizar su habilidad para quemar toda la grasa almacenada. En lugar de tener comidas que estén llenas de carbohidratos, asegúrate de obtener todos los nutrientes que necesitas y no solo calorías.

Debes ajustar tu ventana de comida de tal manera que tu cuerpo tenga un par de horas para digerir los alimentos que comes antes de que puedas dormir en la noche. No te vayas a la cama inmediatamente luego de terminar de comer. A veces, puedes sentirte ligeramente hambriento antes de dormir. Sin embargo, debes solo dejar pasar ese antojo de hambre. Te sentirás bastante lleno de una manera correcta cuando despiertes en la mañana.

La falta de sueño pasa a ser uno de los impedimentos más significativos en la pérdida de peso. Asegúrate de que tengas una buena calidad de sueño nocturno. Para un funcionamiento óptimo de tu cuerpo y tu cerebro, necesitas alrededor de 7 horas de sueño ininterrumpido al día.

A veces es posible que tengas que interrumpir el ayuno antes de que termine el período de ayunar regular, no hay problema con ello. No tienes que castigarte por ello. Ocasionalmente, puedes hacer trampa un día. Sin embargo, asegúrate de que ninguna de estas cosas pase regularmente y que solo se trate de un incidente aislado. No dejes que esto te desmotive y ciertamente no dejes que te estrese.

Tu mente es el obstáculo más significativo

Implementar el ayuno intermitente es sencillo. Cuándo comes, desde de la forma de ayuno intermitente que decides seguir. Si quieres ayunar diariamente, entonces puede ser algo tan simple como pasarte el desayuno cuando te levantes. En lugar de ello, comienzas tu ventana de comida con el almuerzo y continúa el resto del día como lo haces usualmente. Sin embargo, existe una barrera mental que tienes que superar. Podrías preguntarte cómo puedes pasarte el día sin desayunar. ¿Sientes que te desmayarás si no comes o que no serás capaz de pensar correctamente? Estas preguntas son naturales, y está bien si tienes alguna reserva sobre esta dieta. Cuando sigas esta dieta, entenderás que todos esos temores son injustificados. Nada le pasará a tu cuerpo si no comes una comida al día. De hecho, te sentirás mejor y más enérgico que nunca. Si sigues pensando que necesitas comer cada par de horas o tener cinco comidas al día, o tomar el desayuno, o lo que sea de lo que te hayas convencido, todo eso está en tu mente. Piensas todo esto porque te dijeron esto, no porque lo hayas probado por ti mismo. Tu capacidad de pensar es esencial. Si puedes pensar diferente, puedes actuar diferente también.

Es sencillo perder peso

Cuando tiendes a comer con menor frecuencia, tu consumo general de alimentos se reduce. Como resultado de esto, terminarás perdiendo peso mientras sigues el ayuno intermitente. Podrías planear comidas grandes pero comerlas frecuentemente no será fácil. El ayuno intermitente es una idea excelente para todos aquellos que quieren perder peso porque simplemente reduce tu consumo de carbohidratos. Incluso si tienes dos comidas grandes al día, las calorías que consumes indudablemente serán menos que cuando comías seis comidas al día. Simplemente reduciendo la cantidad que comes, puede perder peso. Después de todo, es muy sencillo perder peso.

Entonces, si perder peso es tu principal objetivo, con esta simple dieta lo lograrás.

Si tú quieres, tú puedes formar músculo

Puedes formar músculo mientras ayunas. No tienes que preocuparte acerca de perder músculo cuando estás en esta dieta. También, el músculo que ganas será musculo magro. Si quieres un cuerpo delgado y tonificado, entonces esta es la mejor dieta para ti.

Puedes entrenar mientras ayunas

Te darás cuenta que eres más productivo mientras estás ayunando. Tus niveles de energía serán mucho mayores cuando despiertes en la mañana. Las primeras tres horas de la mañana serán el período del día más productivo para ti. Aunque, eso es aproximadamente 12 a 15 horas de tu dieta, y eso sucede cuando tu cuerpo funciona óptimamente. Podrías pensar que tu cerebro no funcionara correctamente cuando no obtenga la glucosa necesaria. Pero, esto es un concepto erróneo. Ya que no necesitas preocuparte más por lo que tienes que comer en el desayuno, puedes usar este tiempo para hacer algo más productivo. Tu cuerpo produce energía mientras duermes y puedes utilizar este poder almacenado tan pronto como te levantes. Si quieres ser productivo, ciertamente debes darle a esta dieta una oportunidad.

Ciclo Lo qué comes

El ayuno intermitente funciona bien. Sin embargo, puedes hacerlo más eficiente con un ciclo de calorías y carbohidratos. ¿Sabes que significan estos términos? Debes tener un par de calorías adicionales el día que decidas ejercitarte. De modo que, tu ciclo de calorías aumenta tu ingesta de alimentos. En el resto de los días, debes aspirar un déficit de calorías. La idea detrás de esta lógica es simple. Puedes entrenar para formar masa muscular en todos esos días que te ejercitas y, en los demás días puedes animarle a tu cuerpo a quemar grasa. Debes ciclar tus carbohidratos el día que entrenas. Esto ayuda a estimular la pérdida de grasa. Tener comidas ricas en proteínas y bajas en grasa en los días regulares y en los días que entrenas, tener algo de carbohidratos.

Es un estilo de vida

Con frecuencia pensamos en nuestras dietas como regímenes a corto plazo. Es mejor ser consciente de lo que comes a lo largo de la semana en lugar de un solo día o un par de horas. Si tienes un batido de proteínas 30 minutos antes de entrenar no es problema si tienes una comida rica en proteínas dentro de las 24 horas de tu entrenamiento. El ayuno intermitente trabaja a través de la restricción alimenticia que te impone. Digamos que tienes tres comida diariamente; esto hace un total de 21 comidas a la semana. En el transcurso de la dieta, ¿crees que a tu cuerpo le importa si comes de 8 a.m. a 8 p.m. en el día o de 1 p.m. a 1 a.m.? ¿Qué tal si llevamos el período a un mes? ¿Tendría sentido tener 80 comidas balanceadas para que tu cuerpo las pueda aprovechar al máximo sin importar el período de tiempo dentro del que come? Es esencial entender que los alimentos que usualmente comes tienen gran impacto en su salud general. La dieta no tendrá ningún sentido si te matas de hambre diariamente y luego interrumpes el ayuno con todo tipo de comida chatarra. Es mejor pensar que el ayuno intermitente es una elección de estilo de vida en lugar de una simple dieta. Esto no solo hace la dieta más práctica para seguir, también puedes mantener la pérdida de peso. Si sigues esta dieta religiosamente por dos meses y luego regresas a tus no saludables costumbres, no le hará ningún bien a tu cuerpo. De hecho, todo lo bueno que logró la dieta será nulo.

Vas a querer menos comida

Cuando ayunes, te darás de cuenta que tu cuerpo ansiará menos comida. La dieta no te victimiza. En realidad, te enseña a escuchar a tu cuerpo. Harás lo que tu cuerpo te diga. Mientras ayunas, podrías pensar en cientos de diferentes cosas que quieras comer, pero cuando terminas el ayuno, tu opinión está destinada a cambiar. Una vez que te acostumbras a esta dieta, vas a querer comer solo cuando tengas hambre. De manera que, el ayuno intermitente frena la alimentación sin sentido.

Pierde grasa y gana músculo

Si quieres perder grasa y formar músculo, entonces debes seguir el ayuno intermitente, ciclar carbohidratos y ciclar calorías. Es prácticamente imposible ganar masa muscular y perder grasa simultáneamente. Para perder peso, tu cuerpo necesita quemar más calorías que las que consume. Por lo que es esencial mantener un déficit neto de calorías para bajar de peso. Sin embargo, si quieres formar músculo, necesitas consumir más calorías de las que quemas. Es evidente que no puedes tener un superávit neto y un déficit neto simultáneamente. Por ejemplo, tú puedes o comer más de 2000 calorías o menos de 2000 calorías en un determinado momento. Esta es la razón de por qué es imposible quemar el exceso de grasa y ganar músculo al mismo tiempo. Aunque, si no piensas en pequeños períodos de tiempo y piensas en la dieta en el transcurso de un mes en lugar de un día, tendrás más opciones disponibles. De modo que, puedes decidir entrenar tres días en la semana, y mantener un déficit calórico en el resto de los días de la semana. Entonces, tu cuerpo perderá grasa en un par de días y ganará músculo en el resto. Pero no puedes hacer ambos al mismo tiempo. En consecuencia, debes pensar en la dieta con una perspectiva a largo plazo en lugar de como una dieta de día a día.

Más ganancias cuando ayunas

Existe una simple hipótesis para el entrenamiento de fuerza, y dice lo siguiente "siempre has lo más importante antes de descansar". Se trata de priorizar. Funciona bien no solo para tu dieta, también para otros aspectos de tu vida. Es muy simple. Debes establecer un objetivo para tu programa de ejercicios, y debes hacer los ejercicios que son más importantes que otros. Por ejemplo, asumamos que puedes entrenar tres días a la semana – lunes, miércoles y viernes. Puedes hacer dos sesiones en cada sesión, el entrenamiento de la parte superior del cuerpo y el entrenamiento de la parte inferior del cuerpo. Los resultados que obtienes del ejercicio son mayores cuando estás ayunando.

Estado de ayuno

Si no excedes 50 calorías, tu cuerpo permanecerá en estado de ayuno. No hay evidencia científica acerca de si esto es cierto o falso, pero parece funcionar para la mayoría. De manera que, si te gusta comenzar tu día con un vaso de jugo de naranja o una taza de café, lo puedes hacer sin ninguna preocupación. Solo asegúrate de que tu consumo no supere las 50 calorías. La idea de un ayuno intermitente es cambiar tu cuerpo al estado de ayuno en lugar de al estado de alimentación. Es muy sencillo, y no tienes que hacer ningún cambio radical a tu rutina diaria.

Bebe mucha agua

Debes prepararte para beber mucha agua mientras ayunas. La mayoría de nosotros no estamos acostumbrados a beber mucha agua. En realidad, tendemos a olvidar que nuestro cuerpo necesita agua. Tiene que corregir esta situación bebiendo agua. Debes tener al menos ocho vasos de agua diariamente, y el Ayuno Intermitente te ayudará. Beber mucha agua ayuda a desintoxicar el cuerpo y mejora la salud de tu piel además.

La mejor dieta

¿Quién no querría el último plan de dieta? Todos quieren uno. Sin embargo, no existe tal dieta perfecta. La dieta que funciona bien para una persona podría no funcionar para otra persona. Algunos pueden preferir un método de 24 horas y a otros les puede gusta el de Ganancias Magras. La idea es seguir la dieta que funcione bien para ti. Si quieres, puede tratar diferentes variaciones de ayuno intermitente antes de seleccionar un método. Tu cuerpo no el igual al de otra persona, y su metabolismo es diferente también.

Es esencial seguir motivado incluso cuando parece que no has perdido nada de peso mientras estás en el ayuno intermitente. De modo que, puedes exitosamente cumplir la primera o la segunda semana de ayuno intermitente, y aun no notar ninguna pérdida de peso. Probablemente no veas la pérdida de grasa dentro de estas dos primeras semanas de la dieta. Debes entender que esto es normal y no significa que la dieta no funciona para ti. La pérdida de grasa inicia solo después de tres semanas de dieta. Por lo que debes continuar incluso si sientes que no está funcionando. O quizás estás en una depresión y no puedes ver los resultados que una vez pudiste ver. Por lo que, es importante que no pierdas la fe en la dieta y que sigas adelante incluso si no quieres. Todo suena muy simple pero, ¿cómo puedes permanecer motivado? En esta sección, aprenderás acerca de un par de pasos sencillos que puedes seguir para asegurarte de seguir motivado y en el camino correcto. Si te rindes ahora, todo el esfuerzo que pusiste hasta ahora será para nada.

Mientras sigues el ayuno intermitente, te sentirás muy enérgico y agudo al despertar en la mañana. De hecho, sentirás más energía que nunca. Tu cuerpo comenzará a funcionar correctamente. La mejor parte de esta dieta es que tu puedes hace todo como normalmente lo haces. Concéntrate en cuán bien te sientes mientras estás en esta dieta, y esto te motivará. Con un poco de autocontrol y de disciplina te puedes ayudar a seguir en la ruta. Si sientes que un método no está funcionando para ti, trata otro método y ve si funciona. Trata diferentes alimentos. Es un proceso de ensayo y error. De modo que no te rindas aún.

Capítulo Diez: Errores para Evitar

Ahora que estas consciente de los protocolos del ayuno intermitente y de los beneficios que ofrece, debes estar muy emocionado por comenzar. Antes de iniciar esta dieta, tienes que estar consciente de un par de errores comunes que necesitas evitar. Si evitas los errores tratados en este capítulo, entonces podrás maximizar los beneficios derivados de esta dieta.

Error 1: Rendirse demasiado pronto

El ayuno intermitente puede no ser fácil durante las primeras semanas. Necesitarás adoptar períodos prolongados sin comer. Independientemente del método que escojas, necesitarás disciplina para asegurarte de que te adhieras a esta dieta. Durante la primera o la segunda semana, necesitaras luchar contra la sensación de hambre si quieres que esta dieta sea exitosa. Si puedes resistirlo por una semana más o menos, entonces empezarás a ver los beneficios positivos de esta dieta. De modo que no cometas el error de rendirte demasiado pronto. En lugar de ello, confía en el proceso y en la dieta y verás resultados positivos en de poco tiempo.

Error 2: Comer en exceso

Cuando rompes tu ayuno, podrías estar tentado a saciarte con demasiada comida. Si comienzas a sobrepasarte con las calorías después de ayunar durante 16 horas, no verás los beneficios de esta dieta. Si te permites comer en exceso cada vez que rompes tu ayuno, esta dieta no te hará nada bien. En lugar de ello, marca tu ritmo y come lentamente. Tu estómago tarda alrededor de veinte minutos para darse cuenta cuando estás lleno. De modo que, tomate tu tiempo para comer y no comas si no estás hambriento.

Error 3: No comer lo suficiente

Necesitas comer hasta que te sientas satisfecho y no más que eso. Si no comes nada en lo absoluto, entonces corres el riesgo de morirte de hambre. Si tu cuerpo cambia al modo de inanición, entonces no podrás alcanzar los objetivos para la salud y la pérdida de peso. A muchas personas les preocupa que deshagan todo lo que han logrado ayunando si comen durante la ventana de comida. Si haces esto, entonces será muy difícil aguantar el siguiente período de ayuno. Tu cuerpo necesita alimento para funcionar adecuadamente. Entonces, si te saltas las comidas innecesariamente o si no ingieres el alimento suficiente, estás dañándote tu mismo.

Error 4: Comidas Equivocadas

Necesitas comer los alimentos adecuados si quieres perder peso y alcanzar las metas de tu estado físico con esta dieta. No se trata solo de las calorías que consumes, sino también de la calidad de nutrición que le das a tu cuerpo. Si ayunas por 12 horas y luego comes una tina de helado, ciertamente no te hará nada bien. La manera en que tu cuerpo metaboliza el alimento es muy diferente. Por ejemplo, si consumes 500 calorías de aguacate esto será metabolizado muy diferente a que si consumes 500 calorías de galletas con chispas. También, si terminas comiendo, comida chatarra después del período de ayuno, es muy probable que estés hambriento en muy poco tiempo.

Los protocolos de ayuno intermitente dictan que necesitas ingerir una comida sana y balanceada después de terminar el ayuno. Asegúrate de que consumes los macronutrientes necesarios antes de pensar en complacerte con cualquier comida chatarra. Llénate de proteína y comida rica en fibra, grasas dietéticas saludables y algunos carbohidratos antes de si quiera pensar en comer una barra de chocolate.

Error 6: Olvidarse de Beber

Necesitas consumir bebidas libres de calorías durante el día para mantener tu cuerpo correctamente hidratado. Si no bebes mucha agua y te la pasas sediento por largos períodos, esto puede provocar una sensación de hambre innecesaria. Usualmente, la sensación de hambre es un signo de que tu cuerpo esta sediento. También, si mantienes tu cuerpo hidratado, te sentirás saciado mientras ayunas.

Error 7: Llevarlo demasiado lejos

Algunas veces podrías no ser capaz de ayunar por 16 horas y podrías querer romper el ayuno antes de lo usual. Si ese es el caso, entonces por favor hazlo, pero no hagas un hábito de ello. Necesitas aprender a escuchar a tu cuerpo. Tu cuerpo sabe lo que necesita. El ayuno intermitente no es sobre números. En lugar de ello, se trata de lo que es bueno para tu cuerpo. No trates de llevarlo demasiado lejos y correr el riesgo de agotarte.

Si evitas los errores comunes tratados en este capítulo, será muy sencillo apegarse al ayuno intermitente.

Capítulo Once: Ayuno Intermitente y Pérdida de Peso

El ayuno intermitente se ha vuelto muy popular recientemente, ya que ésta es una efectiva manera de perder peso. Este método de alimentación involucra ayunar por cortos períodos. Esto ayuda a optimizar la producción de hormonas que contribuyen al control de peso. El ayuno ayuda a reducir el consumo de calorías. Como se mencionó en los capítulos anteriores, existen diferentes métodos de ayuno intermitente. Los más populares parecen ser el método 16/8, el método Comer- pausa- comer y la dieta 5:2. Si no comes en exceso durante los períodos sin ayuno, podrás perder peso.

El efecto del Ayuno Intermitente sobre tus hormonas

El cuerpo humano almacena energía o calorías en forma de grasa corporal. Una vez que restringes tu consumo de alimentos o cuando ayunas, se inician varios cambios en tu cuerpo, para hacer que esta energía almacenada sea accesible. Los cambios en la actividad del sistema nervioso también conducen a cambios en varias hormonas importantes en el cuerpo. Cuando comienzas a ayunar, tus niveles de insulina decaerán y esto ayudará a quemar grasa. Los niveles de producción de hormona del crecimiento humana (HGH, por sus siglas en inglés) también incrementan. La norepinefrina que es liberada por el sistema nervioso ayuda a descomponer la grasa almacenada en células en ácidos grasos que ayudan a generar energía. Ayunar por cortos períodos facilitará la quema de grasas. Sin embargo, ayunar por largos períodos puede suprimir tu metabolismo. Luego entonces, el ayuno intermitente es realmente una muy buena idea.

Ayuda a reducir calorías y perder peso

El ayuno intermitente es efectivo ya que ayuda a reducir tu consumo de calorías. Independientemente del tipo de método de ayuno por el que tú optes, necesitarás ayunar por cortos períodos. Esto te ayudará a reducir tu consumo de calorías. Un estudio que fue publicado en el año 2014 reveló que el ayuno intermitente superior a un período de 3 – 24 semanas puede ayudar a reducir el peso corporal en 4-8 %. El estudio también mostró que las personas también perderían grasa del vientre. Los beneficios ofrecidos por el ayuno intermitente no están solo restringidos a la pérdida de peso. Esto tiene muchos beneficios metabólicos y puede ayudar un poco en la prevención de las enfermedades crónicas también. No necesitas contar calorías en los días de comida normal. Sin embargo, en los días de ayuno asegúrate de que no excedas las 500-600 calorías por día. El ayuno intermitente puede fácilmente ayudarte a restringir tu consumo de calorías.

Aferrarse al músculo mientras haces dieta

Cuando comienzas una dieta, tu cuerpo no solo empieza a quemar grasa, también comienza a quemar músculo. Existen muchos estudios que muestran que el ayuno intermitente te ayudará a quemar grasa sin quemar músculo. En un estudio, se descubrió, que la pérdida de peso en el ayuno intermitente era la misma que la pérdida de peso que resultaría de la restricción de calorías por períodos prolongados. Sin embargo, no hubo casi reducción de la masa muscular.

Es más fácil comer sano

La simplicidad de esta dieta es una de sus principales ventajas. En lugar de tener tres comidas cada día, comerás dos o quizás tres pequeñas comidas cada día. Esto hace las cosas más fáciles. Esta dieta no es solo fácil de seguir, tampoco toma mucho adherirse a ella. Perderás peso y mantendrás la pérdida de peso por largos períodos.

Existen diferentes maneras en las que puedes perder peso. El ayuno intermitente se ha convertido en un método muy popular de ayuno en el pasado reciente. Este método involucra ayunar por un corto tiempo. Ayunar por cortos períodos ayudará a las personas a consumir menos calorías, y las ayudará también a optimizar las hormonas que regulan la ganancia y la pérdida de peso. Existen diferentes métodos de ayuno intermitente para escoger, y puedes optar por la técnica que sientas que encaja mejor contigo. Tan pronto como ayunas cuidadosamente y no excedas tu consumo de calorías o comas demasiada comida chatarra en los días de no ayunar, estás destinado a perder esos kilos de más.

Pérdida de Peso

Tu cuerpo almacena energía o calorías en forma de grasa corporal. Cuando no consumes nada, entonces tu cuerpo cambiará muchos aspectos dentro de sí mismo para hacer que esta energía almacenada esté disponible. Todo esto se relaciona con los cambios en las actividades llevados a cabo por tu sistema nervioso central y también con los cambios en los niveles de varias hormonas esenciales en tu cuerpo. Cuando ayunas, hay algunas cosas que cambiarán en tu metabolismo, tales como el nivel de insulina, que cambia cuando ayunas. Cuando comes, el nivel de insulina incrementa, y cuando ayunas decrece. Un bajo nivel de insulina te ayudará a quemar la grasa acumulada. Durante el ayuno, la Hormona del Crecimiento Humana (HGH) incrementa, y esto ayuda a ganar músculo y reducir grasa. Las células adiposas se descomponen por acción de la norepinefrina, y esto lleva a la descomposición de ácidos grasos para generar energía. A pesar de la creencia generalizada de que consumir cinco a seis pequeñas comidas es bueno, el ayuno a corto plazo ayuda a quemar grasas. Algunos estudios sugieren que ayunar por 48 horas puede contribuir a incrementar tu metabolismo y ayunar por más de 48 horas puede suprimir el mismo. El ayuno a corto plazo puede conducir a muchos cambios en tu cuerpo y también en las hormonas que se producen.

El ayuno intermitente ayudará además a reducir tu consumo de calorías y te ayudará a perder peso. La razón para el éxito del trabajo del ayuno intermitente es que este reduce el número de calorías que consumes. Los diferentes protocolos que tendrás que seguir durante los períodos de ayuno aseguran que no estés comiendo más calorías que las requeridas por tu cuerpo. Si sigues el ayuno intermitente por tres semanas, serás capaz de ver un cambio en tu cuerpo y notarás una pérdida de peso significativa. Con ayuno en días alternos, puedes perder hasta 1.7 libras cada semana. El ayuno intermitente te ayudará a perder la grasa del vientre y reducir su circunferencia. Estos resultados son realmente impresionantes y muestran que el ayuno intermitente es una excelente herramienta para asistirte en la pérdida de peso.

Los beneficios del ayuno intermitente van más allá de la simple pérdida de peso. Ayuda a mejorar tu metabolismo y además ayudará a prevenir muchas enfermedades crónicas a la vez que aumentará tu esperanza de vida. Aunque no necesitas contar calorías cuando estás en la dieta de ayuno intermitente, la pérdida de peso en general depende de la reducción en el número de calorías consumidas. Un <u>estudio</u> particular prueba que el ayuno intermitente y una continua reducción de calorías muestran los mismos resultados cuando se compara entre miembros que pertenecen a grupos similares. El ayuno intermitente es realmente una manera muy conveniente de restringir las calorías consumidas sin hacer ningún esfuerzo consciente por tratar e comer menos.

Como se mencionó en los capítulos anteriores, el ayuno intermitente no solo te ayuda a perder peso, también te ayudará a conservar tus músculos. Uno de los más notables efectos secundarios de la dieta sobre tu cuerpo será la quema de tejido junto con la grasa. El ayuno intermitente puede ayudar a perder peso sin ninguna reducción en la masa muscular de tu cuerpo. En una dieta solo restricción calórica, tu cuerpo comenzará a descomponer músculo para alimentarse. En las dietas con restricción calórica alrededor del 25% de la pérdida de peso es masa muscular, y en la dieta del ayuno intermitente solo el 10% de la pérdida de peso se asocia a la masa muscular. Un estudio conducido donde se les pidió a los participantes que consumieran la misma cantidad de calorías, excepto que tenían que hacer esto en una sola comida que se les daba por la noche. Ellos no solo perdieron grasa corporal, también incrementaron la formación de músculo, además de muchos otros cambios beneficiosos en su salud. Sin embargo, existen algunas limitaciones para éste estudio realizado, de modo que probablemente pensarás tomar estos hallazgos con una pizca de sal. Cuando se compara con cualquier dieta estándar que probablemente has tratado, el ayuno intermitente te ayudará a conservar tu masa muscular mientras quemas toda la grasa corporal innecesaria.

Si quieres ser exitoso en el ayuno intermitente, entonces hay ciertas cosas que debes mantener en mente si serás capaz de perder peso. Tienes que asegurarte de que la comida que consumes es de buena calidad y debes tratar de comer alimentos integrales siempre que sea posible. No debes olvidar cuán importante es el contar calorías. No trates de comer demasiado normal en tus días de no ayunar, no tanto que termines compensando las calorías que no comiste en los días que ayunaste. Es esencial ser consistente. Esta regla aplica para cualquier método de pérdida de peso que puedas tratar. Necesitas tratar éste por unas pocas semanas al menos si quieres que funcione. Le tomará un poco a tu cuerpo acostumbrase a este nuevo período de ayuno. Necesitas ser consistente con tu horario de comida, y luego de un tiempo, esto se volverá fácil.

La mayoría de las reglas del ayuno intermitente también recomiendan que tomes un entrenamiento de fuerza. Es esencial si quieres quemar la grasa corporal mientras que aun conservas tu masa muscular. Durante las primeras dos semanas, no necesitas molestarte en contar las calorías que consumes, pero luego de eso, necesitar ser cuidadoso. Si sientes que la pérdida de peso se ha estancado, entonces debes revisar tu consumo de calorías. Los requisitos del ayuno intermitente son que comas una dieta saludable y mantengas un balance negativo de calorías o un déficit de estas si quieres perder peso. También debes ser consistente en la dieta y no olvidar ejercitarte.

Así que necesitas recordar eso, al final del día, el ayuno intermitente es solo una herramienta que puedes usar cuando estás tratando de perder peso. La razón primaria para esta es la reducción de tu consumo de calorías. Hay efectos específicos definidos que las hormonas esenciales tienen en el tu cuerpo y contribuyen al mismo. El ayuno intermitente podría no ser para todos, pero puede probar ser útil si lo intentas. Entonces, prueba el ayuno intermitente por unas pocas semanas, y serás capaz de ver el cambio en por ti mismo.

La mejor manera para perder peso es perder principalmente la grasa corporal, y cuando se trata de hacer eso, nada mejor que la combinación de uno a dos de dieta adecuada, la cual ya hemos cubierto con los diferentes protocolos de ayuno intermitente y ejercicio. Ejercitarse ayuda no solo a quemar más calorías, también a mantener un metabolismo de rápido – incluso a desarrollar uno más rápido, que es la capacidad de quemar calorías. En esta sección, echaremos un vistazo a dos maneras de ejercitarse para perder peso.

Resistencia o Entrenamiento con Pesas

Uno de los errores más populares acerca de este tipo de ejercicio, especialmente para mujeres, es que conducirá a músculos súper grandes que harán que las chicas luzcan como Dwayne "La Roca" Johnson o Terry Crews. Nada puede estar más lejos de la verdad. Los tipos como ellos son fanáticos por naturaleza. Aún mejor, las mujeres fisicoculturistas son incluso más inusuales. Ya sea que se refiera a hombres o mujeres, solo el 1% de la población tiene el potencial de desarrollar músculos tan grandes. Por supuesto, también se requiere de drogas sintéticas como los esteroides. Dado que las posibilidades de aumentar el músculo a través del entrenamiento de resistencia únicamente son virtualmente cero, puedes respirar con normalidad ahora. Las buenas noticias acerca del entrenamiento con pesas es que en lugar de incrementar su volumen, ayudará a reducir su tamaño y se volverá más delgado. El entrenamiento de resistencia, de acuerdo con los estudios, puede ser más efectivo en la quema de grasa corporal comparado con el cardio. Esto es debido a que ayuda a mantener la masa muscular – incrementándola de manera uniforme – y la masa muscular es la clave para un metabolismo apropiado. Simplemente, menos masa muscular significa un metabolismo más lento. Pero, de nuevo, esto no quiere decir que tienes que ser tan grande como el Increíble Hulk, Thor, Superman o el Capitán América.

¡Oh! – y éste ayuda a reafirmar y dar forma a las partes favoritas de tu cuerpo, como el pecho, los glúteos y los brazos, entre otras. Ejercitarse y practicar el ayuno intermitente te ayudará a esculpir el cuerpo que siempre has deseado.

Entrenamiento Cardiovascular

Si el entrenamiento con pesas o de resistencia es superior al entrenamiento cardiovascular, ¿por qué necesitas incorporarlo en tus esfuerzos para perder peso? Por un lado, solo porque no es tan bueno no significa que no valga la pena y no ayude. El principal beneficio de hacer este tipo de entrenamiento, es que ayuda a mantener tu corazón y tus pulmones más fuertes y más eficientes en la entrega de la sangre y el oxígeno que tanto necesita tu cuerpo, lo cual es la clave para mejorar el rendimiento del ejercicio y la salud en general. Otro beneficio es que ayuda a quemar grasa corporal, a pesar de que no tanta como en el entrenamiento con pesas o de resistencia. Y por último, es mucho más fácil de hacer, ya que todo lo que necesitas es un buen par de zapatos para correr o andar a paso ligero, y ropa para hacer ejercicio, puedes salir a la carretera para correr o caminar, lo cual no es como el entrenamiento con pesas o de resistencia, que requiere de equipo especializado. Si bien puedes hacer entrenamiento con tu peso corporal, es con frecuencia muy difícil para principiantes.

Tendrás que ejercitarte con precaución cuando hagas trabajo cardiovascular porque si haces demasiado, tu cuerpo comenzará a consumir tejido muscular para energía en lugar de calorías y grasa corporal. Y dado que la masa muscular es la clave para tener un metabolismo apropiado, menos masa muscular significa un metabolismo más lento – y menor habilidad para quemar grasa corporal. Entonces, ¿cuándo es demasiado? Más de 45 minutos de cardio regular y más de 30 minutos consecutivos de cardio de alta intensidad es demasiado.

Intensidad y Duración del Ejercicio

El hilo que atraviesa la resistencia y el entrenamiento cardiovascular, particularmente cuando se trata de la pérdida de peso óptima, es la intensidad. En pocas palabras significa, la cantidad de esfuerzo puesto en.

Existen tres niveles de intensidad cuando se trata de ejercicio – bajo, moderado y alto. La intensidad óptima es la moderada.

¿Cómo sabes cuál es el nivel de intensidad de tu ejercicio actual? La forma más directa y relativamente precisa de hacerlo es algo llamado el test de la conversación. Después de hacer ejercicio por un par de minutos, trata de hablar mientras continuas haciendo ejercicio. Si aún puedes mantener una conversación muy normal sin ningún esfuerzo, significa que estas ejercitándote a baja intensidad, lo que quiere decir que es muy fácil quemar cualquier cantidad significativa de calorías. Si apenas puedes hablar o mantener una conversación normalmente, resoplando y resoplando, la intensidad es alta, es decir, demasiado fuerte. Si aun puedes mantener una conversación normal, pero con algún esfuerzo ó con esfuerzo para respirar o hablar, es de moderada intensidad – la intensidad perfecta para una quema de grasa óptima. La intensidad moderada debe mantenerse por un período específico. De otra manera, no ayudará a la quema significativa de calorías para la pérdida de peso. Ejercitarse demasiado pone en riesgo el perder masa muscular y por un período muy corto, el riesgo es ser incapaz de quemar calorías. La ventana óptima es alrededor de 20 a 45 minutos de ejercicio de moderada intensidad.

Practica ejercitar los sencillos consejos presentados en este capítulo para acelerar el proceso de pérdida de peso.

Capítulo Doce: Ayuno Intermitente mientras viajas

Hasta ahora, has indagado en los diferentes métodos de ayuno intermitente, sus beneficios, consejos para empezar y cómo empezar. En esta sección, aprenderás acerca de un par de razones de por qué el ayuno intermitente es una buena idea mientras viajas.

Eficiencia

Asumamos que tu vuelo aterriza en Frankfurt desde Nueva York, pero necesitas alcanzar un bus, el cual tardará nueve horas en llevarte a Berlín con tus amigos. Tienes que recoger tus maletas del reclamo de equipajes, pasar por la seguridad de migración, orientarte, tomar un taxi hasta la estación de buses y comer algo en el camino. ¡Oh! ¡Espera! No tienes que preocuparte por este último ítem de tu lista, ya que estás ayunando. Esto te ayudará a concentrarte en tu viaje. Si quieres alcanzar tu destino sin retrasos innecesarios, entonces el ayuno intermitente te será muy útil.

Ahorrar Dinero

Si ayunas por alrededor de 14 a 16 horas en el día, significa que puedes reducir los gastos de al menos una comida. Si haces esto siempre que estés viajando, puedes ahorrar un poco. Además de una comida, puedes también reducir tus gastos de merienda. En promedio, puedes ahorrar en cualquier lugar entre $30 y $50 por día. Es decir, si estas viajando durante una semana, puedes ahorrar cerca de $300 en gastos de comida.

Energía

Si tienes un estómago sensible o estás acostumbrado a seguir una dieta específica cuando estás en casa, el intentar nuevas comidas puede descomponer tu estómago. Cuando ayunas, tiendes no solo a ahorrar energía, además te sentirás más alerta.

Toda esta energía que ahorras, puedes usarla mientras viajas para hacer turismo o cualquier otra actividad.

Control

Hay cosas que simplemente pasan – vuelos o buses pueden retrasarse, los planes pueden cambiar y quizás no hables el idioma local. No puedes controlar todas estas cosas, pero la única cosa que puedes controlar es la manera en la que tratas a tu cuerpo. El ayuno intermitente te dará una sensación de control que de otra manera no podrías encontrar en un país extranjero. Incluso si eres un viajero frecuente, la cultura local, el lenguaje y las personas pueden parecer un tanto abrumadores y agotadores. Si estás siguiendo el ayuno intermitente, entonces te dará una sensación de rutina y normalidad. Si quieres mantener esta sensación de control, simplemente necesitas apegarte a este protocolo de dieta incluso si estás viajado.

Tiempo

Piensa acerca de todo el tiempo que gastas cuando necesitas buscar alimento y comerlo. De hecho, a veces, la mayor parte de tu viaje se va en comer. No hay nada de malo con esto. Es verdaderamente emocionante probar nuevas cosas, pero el propósito de viajar no es simplemente comer. Cuando sigues los protocolos de esta dieta, te darás de cuenta que tienes más tiempo para hacer otras actividades. Todo el tiempo que tardas en comer ahora está libre para que hagas lo que sea que quieras. Además, si estás en una carrera mientras visitas de un lugar a otro, entonces al menos no tendrás que preocuparte por comer.

Limpieza

El ayuno intermitente le da a tu cuerpo la oportunidad de limpiarse. Tu cuerpo necesita un descanso de todos los viajes y el trabajo que haces. El ayuno intermitente es un método de autolimpieza y es muy sencillo. Cuando no estás constantemente

bombeando comida a tu sistema, tu organismo puede comenzar
a limpiarse solo.

Capítulo Trece: Pérdida de Peso en un Presupuesto

El ayuno intermitente suena como una dieta apropiada, ¿no es así? Es una dieta apropiada sin los extras innecesarios que vienen con la dieta convencional. De modo que, hay más noticias buenas para ti. Puedes perder peso mientras estás en un presupuesto estricto. Entonces, puedes mejorar tu salud y alcanzar tus metas en la pérdida de peso mientras te apegas a un presupuesto. Esto suena bien, ¿verdad? Suena incluso mejor en un mundo que está repleto de diferentes dietas de moda costosas que harán un hueco en tu bolsillo. En esta sección, aprenderás acerca de ciertos consejos que puedes seguir para perder esas libras de más en un presupuesto.

Agua, agua y más agua

Es muy importante que tu cuerpo siempre esté bien hidratado. El agua no solo hidrata tu cuerpo, limpia tu piel, elimina toxinas, y también te hace sentir satisfecho por más tiempo. Debes beber al menos ocho vasos de agua al día. Independientemente del método de ayuno intermitente que quieres seguir, debes beber mucha agua. Cada vez que sientas un antojo de hambre que te ataca, cálmate y bebe un vaso de agua. Siempre debes llevar contigo agua en una botella. Puedes agregar unas ramitas de hojas de menta y un par de rodajas de limón al agua para darle un toque de sabor.

Comer despacio

Necesitas aprender a comer despacio. Nunca te alimentes como si estuvieses en una carrera, en lugar de ello, concéntrate en lo que estás comiendo. Cuando comes despacio, la necesidad de atracarse de comida desaparece. Necesitas masticar tu comida muy bien antes de deglutirla. Si comes lentamente, ayudas a mejorar el proceso de digestión y absorción de alimentos. Aprende a saborear el gusto de la comida, las texturas y los olores. Trata de ser consciente de lo que estás comiendo, y puedes relajarte un poco.

Comer saludable

El ayuno intermitente principalmente se concentra en cuándo comes y no en lo que comes. Esto no significa que eres libre de comer cualquier cosa que te plazca. Si quieres alcanzar un estilo de vida saludable y tus objetivos de pérdida de peso, entonces necesitas comer saludable y comidas integrales. Las comidas que ingieres deben proveer a tu cuerpo de los nutrientes que necesita.

Cocinar en casa

Trata de cocinar en casa tan seguido como puedas. Si quieres ahorrar algún dinero en tus cuentas de comida, evita comprar comidas preparadas. Podrías parecer muy sencillo ordenar una ensalada, pero resultará más costoso a largo plazo. No necesitas ningún ingrediente lujoso mientras sigues el ayuno intermitente, entonces no tienes que comprar muchos comestibles. Puedes cocinar comidas fáciles en casa y asegurarte de que comas en casa. En lugar de ordenar una ensalada de 10$, puedes comprar una gran bolsa de ensalada de verduras mixtas por 5$ y tener dos comidas en lugar de una.

Raciona tus porciones

Debes controlar las porciones que comes. Puedes hacer esto pesando las porciones que comes. Las comidas que consumes deben ser ricas en proteína y fibra, a la vez que bajas en carbohidratos. Si comes mucha fibra, proteína y la cantidad adecuada de grasas dietéticas, entonces tu cuerpo obtendrá todos los nutrientes necesarios que necesita para mantenerse saludable.

Planea tus comidas

Con el ayuno intermitente, puedes seleccionar tu ventana de comida. Cuando sabes esto, fácilmente puedes planear tus comidas previamente. Si sabes que estarás ayudando todo el día, entonces asegúrate de que haya una comida sabrosa esperándote en casa. Al hacer esto, efectivamente reducirás el impulso de comer fuera.

Compra de comestibles

Las compras de comestibles pueden parecer como una rutina, pero es muy importante. Antes de que decidas salir, tienes que hacer una lista de todos los comestibles que necesitas. No necesitas tener ninguna comida chatarra o alimentos poco saludables almacenados en casa si estás tratando de comer sano. De modo que la primera cosa que tienes que hacer es limpiar tu despensa de todos los alimentos que no sean saludables. Además, nunca debes comprar cuando estás hambriento.

No debes solo preparar comida de la lista, pero necesitas asegurarte que te apegues a esto mientras compras. Es muy fácil cocinar si tienes todos los ingredientes necesarios listos y disponibles. Compra comestibles una vez a la semana si tu planeas tus comidas con antelación, así sabrás los comestibles que necesitas comprar.

Preparación de la comida

Debes hacer un hábito el preparar la comida básica en los fines de semana. Esto ayuda que te prepares para la semana que esté por venir. La preparación de la comida es muy simple, y puede ser algo tan básico como cortar o rebanar unos vegetales. Puedes hacer un par de pastas de curry o guisos y congelarlos. Puedes también cocinar carnes parcialmente y congelarlas. Puedes congelar tantos platos como quieras. Por ejemplo, puedes hacer una pasta Thai de curry y congelarla. De modo que, en los fines de semana simplemente necesitas agregar alguna proteína y vegetales a la pasta de curry y ¡voila!, tu comida está lista.

Una de las mejores cosas es que puedes cocinar en gran cantidad caldo y congelarlo y usar este caldo para hacer sopas, guisos y curry.

Come fruta como postre

Si tienes un antojo de algo dulce, podría ser tentador el rendirse ante un postre. Para saciar estos antojos dulces, puedes comer una fruta como postre. Una taza de fresas con una cucharada de crema batida sin azúcar es un postre sabroso. Come bayas o cualquier otra fruta que quieras. La fruta es buena para tu cuerpo y está llena de nutrientes. Sin embargo, debes ser consciente de las calorías que ellos ocultan. No debes comer tres mangos solo porque es una fruta. ¡Come saludable! Por ejemplo, bananas congeladas con algo de mantequilla de maní, o gajos de manzanas con mantequilla de maní para un gusto dulce y sabroso. Existen muchas alternativas saludables para postres que puedes probar.

Presupuesto para la comida

Debes establecer un presupuesto para alimentos semanal o mensual para ti mismo. No es simplemente establecer un presupuesto, sino también necesitas asegurarte de que te adhieras al mismo. Cuando estas planeando un presupuesto para tu alimentación, necesitas hacer suficientes asignaciones para compras de comestibles. Esto te ayudara a mantener un registro de tus gastos. Siempre puedes descargar una aplicación móvil para registrar tus gastos.

Come las cosas saludables primero

Siempre que termines tu ayuno, debes superar las ansias de comer demasiada comida. Tu cuerpo puede comenzar a tener ansias por carbohidratos y azúcares. De modo que, necesitas asegurarte de que comas todas las cosas saludables antes de si quiera pensar en comer cualquier cosa que no sea saludable. Si quieres una barquilla de helado o una barra de chocolate, debes decirte a ti mismo que puedes comer estas cosas luego de comer toda la proteína y la fibra necesarias. Una vez que tu estómago este lleno, entonces las ansias de comer se reducirán. Si haces esto, no sentirás que te estás negando nada.

Cepilla tus dientes después de comer

Es un hábito saludable cepillar tus dientes antes de irte a dormir en las noches. Asegúrate de cepillar tus dientes después de la cena. Esto funciona como una señal para tu cuerpo de que has terminado con las comidas del día. Ciertamente ayuda desde un punto de vista psicológico. No solo tendrás unos dientes más fuertes y limpios, también reducirás las ansias de querer comer.

No salgas de casa con hambre

Nunca debes salir de tu casa con hambre. ¿Cuán frecuente compras una taza de café en tu camino al trabajo? El café ciertamente te despertara en las mañanas, pero, ¿cuánto gastas en las mañanas en arreglarte? Si estás acostumbrado comprar café diariamente, entonces gastarás alrededor de $5 en uno. Eso es cerca de $150 en un mes y, ¡$1800 en un año! Eso es demasiado dinero el cual tu puedes usar para algo más. ¿Por qué no preparas tu café en casa y lo llevas contigo? Es algo muy sencillo y además mucho más económico.

También, nunca debes dejar tu casa hambriento. Si tu período de ayuno termina y quieres ir por una comida, asegúrate de que comas algo saludable antes de salir.

Haz tus meriendas

Nunca más tendrás que comprar meriendas de dieta. Puedes hacer tus propias meriendas de 100 calorías en casa y llevarlas contigo. Es muy fácil de preparar tus propias meriendas en casa. Por ejemplo, no te toma mucho más de 10 minutos preparar un lote de chips de col rizada o palomitas de maíz. Puedes guardarlas en pequeños contenedores y comerlas siempre que estés hambriento.

Anota lo que comes

Puedes mantener un horario de comidas o usar una aplicación para registrar lo que comes para llevar anotado lo que comes. La clave es hacer una lista de todo lo que comes. Esto te ayudara a comer sano y a reducir el consumo inconsciente de meriendas. Cuando empiezas a registrar lo que comes, automáticamente te haces consciente de las cosas con las que estas alimentando a tu cuerpo.

Ejercicio

No necesitas una membrecía a un gimnasio costoso para ejercitarte. Existen muchas diferentes maneras en las que puedes ejercitarte sin ir al gimnasio. Puedes ir a correr, a trotar o incluso hacer yoga en casa.

Todos tenemos horarios increíblemente frenéticos y llevamos vidas ocupadas al mismo tiempo, esto podría hacer difícil seguir una dieta. Pero, no tienes que preocuparte más por esto. Los consejos explicados en este capítulo te ayudarán a seguir los protocolos del ayuno intermitente sin hacerte un hueco en el bolsillo.

Capítulo Catorce: Adelgazar mientras comes fuera

¿Por qué el ayuno intermitente es tan efectivo? Esta dieta es muy satisfactoria. Cuando te saltas el desayuno y comes al medio día, estás dándote el espacio necesario para comer más tarde. La mayoría de nosotros tiende a comer muchos alimentos en la noche y eso se debe a nuestras ansias primitivas presentes en nosotros. Una vez que te acostumbres a ayunar, te sentirás muy enfocado durante la mañana y serás capaz de apreciar la comida cuando comas tarde. Puedes hacer todo esto mientras aseguras que estás manteniendo un déficit calórico.

Otra razón para la popularidad de esta dieta es que es muy sencilla. En este mundo ocupado en el que vivimos, la mayoría de nosotros no tiene tiempo para comer cinco o seis comidas pequeñas perfectamente balanceadas. No es posible. Entonces, la idea de comer dos grandes y satisfactorias comidas al día encaja con el frenético horario de nuestras vidas. Esto también ofrece cierto grado de flexibilidad que es necesario.

El ayuno intermitente está diseñado de tal manera que apoya tus requerimientos de macronutrientes y calorías. Esto significa que al seguir este protocolo de dieta, es muy difícil que excedas tu consumo de calorías. El plan de comidas que necesitas seguir asegura que puedas consumir mucha proteína y fibra que te hace sentir satisfecho y te ayuda a construir músculo magro. A razón de todo esto, es muy sencillo conseguir tus metas en la pérdida de peso y estado físico.

En esta sección, aprenderás acerca de un par de estrategias diferentes que te puedes seguir mientras comes afuera.

Estrategia 1: Plan de Nutrición

La primera cosa que necesitas hacer es registrar tu consumo nutricional mientras estás en casa y debes ser consciente del número de calorías que consumes, el tamaño de las porciones y la composición de tus comidas. Por ejemplo, si consumes 1800 calorías en tres comidas, tu cena puede ser de 700 calorías, el almuerzo de 400 calorías y el resto en otra comida. Esto significa que puedes tener cerca de 70g de proteínas para el almuerzo y la cena y alrededor de 40g en otra comida.

Estrategia 2: Apegarse a las mismas comidas

Una vez que estableces su plan de nutrición calculado, se trata de adherirse a este tanto como puedas cuando estés comiendo afuera. Idealmente, debes tratar de apegarte a comidas similares a las que comes cuando estás en casa. Por ejemplo, si estas acostumbrado a una comida de carne y vegetales, entonces ordena algo similar cuando vas fuera por una comida. Si sales a comer, apégate a las proteínas y a la fibra que comes en casa y evita cualquier comida rica en azúcares o carbohidratos.

Estrategia 3: Incrementar la Proteína

Si no estás seguro de qué comer y no puedes decidirte, una simple cosa que puedes hacer es incrementar la porción de proteínas en lo que ordenaste. Puedes doblar las proteínas y esto te ayudará a sentirte más lleno. No es solo comer algo de proteína, necesitas comerla sabiamente. No tiene sentido si te atracas de pollo frito o costillas bañadas en salsa de barbacoa. Evita todas las opciones de altas calorías del menú. En su lugar, debes optar por carnes magras como cordero, filetes, pollo o pescado.

Estrategia 4: Carbohidratos

Tienes que ser cuidadoso con la cantidad de carbohidratos que consumes. Si el plato que ordenas tiene más carbohidratos que los que estás acostumbrado a consumir, entonces simplemente salta los carbohidratos. Necesitas evitar carbohidratos tanto como será posible si quieres acelerar el proceso de pérdida de peso. Los carbohidratos te llenaran momentáneamente y luego te sentirás hambriento de nuevo. En su lugar, come alimentos que son buenos para ti. Si hay una cesta de pan sobre la mesa, por favor resiste la tentación de comerlos.

Estrategia 5: Hambre después de comer

Si quieres tener un postre o aun tienes ansias de comer más, incluso si estás consciente de que esto excederá tu consumo de calorías, entonces necesitas saber que la sensación de hambre desaparecerá pronto. Un truco sencillo es tomar una copa de té después de comer y esto te hará sentir lleno. También puedes dar una caminata luego de comer y te sentirás satisfecho. Tarda alrededor de 20 minutos el que tu cerebro te indique que está lleno, así que no sigas atracándote de alimentos.

Si sigues estos sencillos pasos, puedes adherirte a la dieta incluso cuando vas a comer fuera.

Capítulo Quince: Cómo configurar un Plan (es decir, un Plan de Comidas para 8 semanas)

Vamos a empezar haciendo un plan de ayuno intermitente. Un buen plan te guiará en lo que debes hacer y cómo lo debes hacer para mantener tu dieta. Existen algunos pasos para crear el plan perfecto para tu cuerpo.

Primero escoge el método de ayuno con el que crees que puedes trabajar. Decide la duración y la frecuencia con la que quieres ayunar.

Piensa en tus hábitos de comida en general y escoge el tipo de ayuno intermitente que encaja contigo. Si un tipo no va contigo, solo cámbialo e intenta otro. No hay peligro en tratar lo que funciona mejor para ti a largo plazo.

Tienes que conocer tus hábitos de comida usuales y decidir qué tipo de personalidad para comer tienes. Generalmente, existen tres tipos de personalidades para comer entre las personas; Tipo A, Tipo B y Tipo C. Utiliza la siguiente información para descubrir cual tipo se aplica a ti.

- Tipo A: considérate afortunado si tienes el Tipo A de personalidad para comer. Este tipo de comida hace que ayunar sea fácil para ti. Encontrarás el ayuno intermitente sorpresivamente simple de seguir y te apegarás a él. Normalmente, si eventualmente no comes por largos períodos sin intención, éste es tu tipo de personalidad. No es lo mismo que morirse de hambre intencionalmente así que tenlo en cuenta. Usualmente eres el tipo de persona que se ocupa de otras cosas y tiende a olvidar las comidas hasta que el hambre lo ataca. El Tipo A de personas generalmente no tienden a emplear cualquier dieta, y ayunar puede ser la primera para ellos. Tampoco te sientes ansioso o compulsivo sobre la comida. Si todo esto aplica para ti, entonces sabes que este es tu tipo de personalidad para comer.

- Tipo B: A las personas con esta personalidad para comer les gusta asegurarse de comer todas sus comidas a tiempo. Por lo general, está grabado en su mente que tienen que comer cada comida adecuada y se sienten ansiosos si pierden una. No están cómodos al seguir alguna dieta y no les va bien cuando siguen una. Las personalidades del Tipo B, siempre tratan de compensar las comidas que omiten, incluso si no tienen hambre.

- Tipo C: El ayuno intermitente es usualmente más difícil para las personas con las tendencias del Tipo C. Sin embargo, este tipo tiende a intentar dietas, en la mayoría de las cuales falla. Puede comer en abundancia y tener antojos todo el tiempo. Al Tipo C tampoco le gusta perderse ninguna comida y come para compensar las comidas omitidas. Se sienten ansiosos y piensan demasiado acerca de cuándo comerán y qué comerán. Este tipo de personalidad para comer por lo común tiende a tiende a comer en exceso y tienen problemas de peso a la larga.

Sin embargo, el ayuno intermitente funcionará para ti sin importar cuál tipo de personalidad para comer tengas. Esto solo te ayuda a definir cómo son tus hábitos para comer y cómo deberías tratar este tipo de ayuno. Para los Tipo C de personalidad para comer, se recomienda ir despacio y hacer lo más que pueda para adherirse al plan pero sin estresarse si perdió algunos días. Los otros dos tipos usualmente pueden empezar con al menos dos días de ayuno a la semana inclusive desde el primer día. No importa qué tipo seas, solo has un plan con el que te sientas cómodo y motívate a adherirte a este para alcanzar tu meta final.

Al tipo A de personalidad para comer le es fácil comenzar con cualquier plan de dieta de ayuno desde el inicio. Verás que esto no es muy diferente de los hábitos usuales que tiene, pero no te sobrepases. Establece recordatorios que te harán saber que debes comer a tiempo. Matarte de hambre por demasiado hará más daño que bien. Trata de ayunar 20 horas por dos días en la primera semana y agrega otro día en la segunda semana.

Las personas con el tipo B de personalidad para comer van un poco más lento que las del tipo A. Aumenta lentamente tu ritmo de ayuno sin estresarte demasiado por ello. Estar ansioso por la comida no es saludable. Puedes iniciar con 18- 20 horas de ayuno en la primera semana y hacer lo mismo en la segunda semana pero trata de añadir un par de horas a ésta.

Las personas con personalidad para comer de tipo C necesitan ser más cautelosas acerca de su ayuno. Tienes que tomarlo a un ritmo lento que no te abrume, pero también asegúrate de no rendirte demasiado pronto. Tienes que construir un plan al que sepas que puedes adherirte. No establezcas metas no realistas o esperes demasiado de ti mismo. Si tratas de ayunar tan rápido como el tipo A o el B encenderás el instinto de atracarte de comida muy pronto en tu plan. En lugar de ello, lleva un día a la vez.

En los días que sientas que no puedes, solo relájate y ajústate para el siguiente día. Establece metas para cada semana. Para la primera semana trata un ayuno de 18 horas en un día. Disfruta tu comida normal en los demás días pero sé un poco consciente acerca de compensarte por los días de ayuno o los que ayunarás de nuevo. No comas demasiado justo después de romper tu ayuno. La siguiente semana ayuna 18 horas dos días a la semana con al menos dos días de descanso entre estos. Ayunar por demasiado tiempo te puede enfermar. Trata de ser determinado con el curso de ayuno que decidas.

Decide el día que quieres comenzar tu ayuno. Una vez que lo decidas, no lo aplaces y comienza el mismo día. Mantén algunas bebidas sin calorías cerca. Recuerda mantenerte hidratado incluso si no estás comiendo. El agua es esencial para tu cuerpo.

Coloca un cronómetro en tu teléfono para marcar el final de tu ayuno. De esta manera puedes esperar la notificación para cuando puedas comer de nuevo.

Si eres de la personalidad para comer tipo A, entonces comienza con un ayuno de 18 horas en tu primera semana y luego un ayuno de 24 horas. Si quieres tratar al menos 15 horas de ayuno diariamente, hazlo en días alternados la primera semana de ayuno.

Si eres de la personalidad para comer tipo B entonces trata un ayuno de 16 horas después de cenar en la primera semana. Deja que dure hasta la hora del almuerzo del siguiente día. Trata entonces de incrementar un par de horas e inténtalo después por algunos días. La siguiente semana puedes intentar hacerlo por 24 horas.

Para la personalidad tipo C, intenta un ayuno de 16 horas desde la noche hasta las 10 a.m. del día siguiente en la primera semana. Entonces intenta de nuevo la siguiente semana y trata de hacerlo dos veces por semana. Deja que se acumule mientras vas desde allí.

Toma algunas notas durante el ayuno las primeras dos veces. Escribe cómo te sientes tanto física como mentalmente. Si te sientes enfermo o con náuseas en algún momento, te recomendamos consultar al doctor.

Echémosle un vistazo a la muestra de plan para iniciar. Este plan en particular es más recomendable para cualquiera que quiera iniciar con el ayuno intermitente y continuarlo como una parte de su estilo de vida.

Semana Uno

Asumamos que empiezas tu ayuno el domingo. Empieza después de la cena, alrededor de las 7 p.m. Luego sigue ayunando hasta la 1 p.m. del lunes. No ayunes el martes y come como normalmente lo haces. Deja el miércoles libre de ayuno también. El jueves comienza a ayunar después de la 1 p.m. y sigue hasta la hora de almuerzo del viernes. No ayunes el siguiente sábado ni el domingo. Si el primer día fue muy difícil para ti, solo intenta un día de ayuno en la primera semana.

Cuando comiences, necesitas recordar controlar tu cuerpo. Nunca ayunes por dos días seguidos. Mantén un intervalo de al menos dos días entre cada ayuno. Si las horas son demasiado largas para tus primeros días, reduce un par de horas y ajústalo de acuerdo a tu capacidad. Puedes ir acumulando en las próximas semanas. La meta es enfocarse en los beneficios a largo plazo y no en las fallas a corto plazo.

Semana Dos

Para esta segunda semana, ten en cuenta la experiencia de tu primera semana. Decide las horas que piensas que encajarán contigo esta semana e intenta incrementarla aunque sea por una hora. Haz que el ayuno encaje en tu estilo de vida. Escoge los días que se adaptan a ti, a tu trabajo y a tus ocupaciones. Te daremos un ejemplo de cómo manejarlo.

Este domingo comienza ayunando alrededor de las 9 p.m. y ayuna hasta las 7 p.m. del lunes. Trata de implementar un ayuno de 24 horas para esta segunda semana su te sientes listo para ello. No ayunes el martes o el miércoles. Come tu almuerzo y comienza a ayunar alrededor de la 1 p.m. del jueves, termina tu ayuno a la 1pm del viernes. No ayunes más durante la segunda semana. No comas en exceso luego de que tu ayuno haya terminado. Esto significa que ayunaste dos días en tu segunda semana.

Semana Tres

Si la segunda semana funcionó como lo planeado, puedes ajustarlo e incrementar tus tiempos para la tercera semana. Comienza ayunando después de la cena del domingo alrededor de las 9 p.m. Termina el ayuno alrededor de la 1 p.m. del lunes. Come comidas saludables para los siguientes dos días. El miércoles, comienza a ayunar luego del almuerzo, alrededor de las 3 p.m. y termina de ayunar el jueves para el desayuno alrededor de las 10 am. El siguiente ayuno debería ser por medio día desde la noche del viernes después de cenar a las 9 p.m. hasta las 9 a.m. del siguiente día. Esto solo te dará un par de horas extra en esta semana para ayunar.

Semana Cuatro

Esta semana trata de ayunar por algunos días en cortos períodos. Comienza tu ayuno a las 8 p.m. del domingo en la noche y termina a la 1 p.m. del lunes. Entonces ayuna desde las 8 p.m. del martes hasta la 1 p.m. del miércoles y ayuna de nuevo desde las 8 p.m. del jueves hasta el viernes a la 1 p.m. Esto ayudará a darte otro tiempo de ritmo.

Semana Cinco

Esta semana puedes comenzar tratando de ayunar cada día por 16 a 18 horas además del fin de semana. Come como normalmente lo haces hasta la cena del domingo y ayuna desde las 8 p.m. hasta las 12 p.m. del lunes. Hasta el viertes tienes que ayunar todos los días y tendrás permitido comer solo desde las 12 p.m. hasta las 7 p.m. cada día. Las 18 horas entre los intervalos de cada día serán para ayunar. Los sábados y domingos date un descanso. Si no puedes hacerlo todos los días, toma un descanso entre ellos y no te sientas culpable.

Semana Seis

Mira cómo te fue en la semana cinco. ¿Fuiste capaz de ayunar todos los días de la semana? De hecho, puedes comer tanto para el almuerzo como para la cena. Si no funciono y te tomaste algunos días libre, intenta la misma rutina que en la semana cinco para esta semana seis. Dale a tu cuerpo y a tu mente otra oportunidad para resistirse.

Semana Siete

Estoy seguro de que ya lo has superado. Puedes ver como se hace más fácil con el tiempo. Intenta ayunar cada día alternado esta semana. No dejes que tu cuerpo se acostumbre a una rutina en particular. De esta manera no tendrás que seguir un horario estricto. Ayuna desde el domingo a las 7 p.m. hasta el lunes a las 12 p.m. No ayunes hasta el martes a las 8 p.m. de nuevo y repite estos pasos en los demás días. Esta semana será mucho más fácil. Trata de hacer algo de ejercicio cuando no estés ayunando. Ejercitarse en los días de ayuno será demasiado agotador para tu cuerpo.

Semana Ocho

Esta es la última semana de tu plan configurado. Si has estado comiendo saludable y siguiendo el plan de ayuno, ya habrás visto cambios. Deberá ser ahora mucho más fácil ayunar por horas a la vez. La semana siete fue un descanso así que ayuna una horas extra para esta semana final.

Comienza a ayunar el domingo a las 8 p.m. y come a la 1 p.m. del lunes. Luego ayuna desde el lunes a las 8 p.m. gasta las 5 p.m. del martes. Comienza a ayunar a la 1 p.m. después del almuerzo del miércoles y termina el ayuno en la cena de ese día. No ayunes durante el jueves y luego ayuna desde el jueves a las 8 p.m. hasta las 5 p.m. del viernes. Toma un respiro del ayuno luego.

Te darás de cuenta como en cada semana, se hace mucho más fácil seguir un plan. El plan te ayuda a definir los periodos en los que puedes comer y cuando no. Te ayuda a evitar comer en exceso y a buscar bocadillos sin considerar el tiempo. Puedes comer normalmente cuando no estás ayunando. Pero recuerda no sobrepasarte de comida justo después de terminar el ayuno. Dale a tu cuerpo tiempo para ajustarse. Además, no pienses que puedes premiarte demasiado después del ayuno. Debes seguir intentando observar lo que comes en tus periodos de comida. Si acumulas demasiados carbohidratos durante tus comidas, tu peso no tendrá un cambio significativo. Estas primeras semanas son importantes para crear un estilo de vida más sano para ti mismo. Utiliza el horario para disciplinarte. Aun hay mucho tiempo para ajustarse a medida que se avanza de la semana uno a la ocho. Después de que termines la semana ocho, puedes decidir qué tipo de ayuno intermitente funciona mejor para ti. Trata de hacer un plan cada mes sobre cómo quieres implementar el ayuno en tus hábitos. Señala los eventos y ocasiones en los que quieres disfrutar con tu familia y amigos en una buena comida. Es una gran idea ayunar el día previo al evento. Mantente hidratado con agua y tés herbales durante el ayuno. Evita comer en exceso, ya sea que estés en casa o fuera de ella. Comer en exceso impulsa a un tipo de alimentación compulsiva que necesitas aprender a controlar. El ayuno intermitente ayuda a controlar tales hábitos cuando sabes que no puedes tocar alimento durante horas especificadas. De modo que, no deshagas todo tu trabajo duro en un momento de debilidad. Aprende de la experiencia.

Después de tus ocho semanas, verás como tu cuerpo luce y se siente diferente. Comer más sano siempre tiene un buen impacto en tu cuerpo. Probablemente habrás bebido mucha agua y esto también puede hacer que la apariencia de tu piel sea mucho mejor. Si quieres probar los beneficios saludables, ¿por qué no vas con el doctor antes y después de estas ocho semanas de ayuno intermitente planeado? Ellos pueden ayudarte a que observes la diferencia que ha hecho. Tus niveles de energía serán mucho más altos que cuando solías comer demás todos los días. No vivas para comer, come para vivir aunque aún puedes disfrutar de las comidas que te gustan. Deja que tus alimentos y hábitos mejoren el estado de tu mente y de tu cuerpo. El ayuno le da a tu cuerpo tiempo para agotar realmente la energía reservada y la comida que has consumido. También te hace sentir más consciente de todo lo que haces y verás como todo mejora alrededor.

Dale una oportunidad y sigue los tiempos de ayuno que se presentan arriba. Esto te permitirá hacer el ayuno parte de tu vida lentamente sin cargarlo como en otras dietas. No tienes que tirar tus chocolates favoritos o parar de comer tus galletas. Solo tienes que aprender a comer tanto como tu cuerpo realmente lo necesite y no demasiado frecuente.

Capítulo Dieciséis: Manteniendo la Motivación

Ahora que sabes todo sobre el ayuno intermitente, probablemente lo has tratado por al menos una semana o dos. Pero, ¿estás un poco frustrado porque no has visto ningún resultado visible? ¿Sientes que no has perdido nada de peso? O peor aún, ¿sientes que has ganado peso?

El ayuno intermitente no es como otras dietas de moda que te aseguran que perderás peso en pocos días. No verás resultados rápidos que te hagan querer seguir haciéndolo hasta que alcances tu peso ideal. Esta es una dieta que necesita paciencia y te mostrará resultados con el tiempo de acuerdo con tu cuerpo. Necesitas dejar que tu cuerpo pierda peso de una manera saludable y no tratando de hacerlo demasiado de prisa. Incluso si te sientes negativo por el aumento de peso en la báscula, hay algunas razones normales para ello. Dale tiempo y veras que lo opuesto sucede en pocas semanas. La perseverancia es la clave para todo. Si no perseveras en una dieta apropiadamente no puedes esperar ver resultados.

Veamos cómo puedes mantenerte motivado a largo plazo. Comienza a enfocarte en los que está pasando ahora mismo en tu vida y no en lo que está mal. Esta dieta es solo una parte de ello. Comenzar con una dieta significa que estás dando un paso en la dirección correcta. Enfócate en hacer todas tus actividades de rutina y trabaja en las que necesitas hacer. Completa esos y mantente paciente con tu dieta en ayuno. De hecho, ayunar realmente te da más tiempo para enfocarte en otras cosas. El final del ayuno tiene un efecto diferente en tu cuerpo y lo sentirás.

El ayuno intermitente también ayuda a construirte autodisciplina y autocontrol. Cada día que ayunas permite que veas cuán lejos puedes llegar y controlar tus instintos usuales. Tener algo para merendar o cualquier comida es muy instintivo y ese es el porqué las personas ganan peso. Tú, por otro lado, sabes lo que es correcto y estás tratando de mantener tu cuerpo saludable. Incluso si estás teniendo antojos a mitad del día, todavía lo reprimes para llegar a la noche. Necesitas recordarte a ti mismo y apreciar que estás haciendo lo mejor todos los días. Ir cada día hasta el final de tu plan de dieta es lo que te ayudará a ver la pérdida de peso y el mejor cuerpo.

Cuando no puedas depender de ti mismo o sientas que no estás seguro de la dieta, busca inspiración en otros. Existen muchas personas que han tratado la dieta del ayuno intermitente y han observado que sí funciona en ellos. Hay libros, artículos, videos de YouTube, etc., que son prueba de los resultados exitosos. Las personas que luchan con la pérdida de peso con frecuencia comparten su experiencia. Cuando veas sus historias, puedes darte cuenta de que la gratificación instantánea no es el camino para un cuerpo en forma. Necesitas tener el control sobre tu dieta y tus hábitos. Esta es la única manera en la que puedes alcanzar las metas que te has propuesto.

Hay muchos beneficios que puedes obtener del ayuno intermitente además de la pérdida de peso. Se ha demostrado que ayuda a desintoxicar tu cuerpo, regular los niveles de azúcar en sangre, mejorar la salud cerebral, etc. No se trata solo de perder peso. Necesitas perder algo de grasa no deseada y ganar músculo. Esto podrías ser el mismo peso en la báscula pero producirá un cuerpo diferente y con mejor forma. Con el mismo número aun podrás ver cambios en las medidas de tu cuerpo. Te sentirás y veras muy diferente con el tiempo y este es el cambio saludable que debes aspirar. No pierdas la esperanza demasiado pronto.

Tienes que recordar que la pérdida de peso es un viaje que te traerá días malos y buenos. Necesitas permanecer fuerte y determinado si quieres que el ayuno intermitente funcione para ti. Trata de disfrutar el proceso y cosecharás los frutos de un trabajo duro.

Capítulo Diecisiete: Como mantener el Peso Estable

Si tu principal meta con el ayuno intermitente es perder peso, necesitas mantener algunas cosas en mente. La pérdida de peso es un proceso y después de ello necesitas aun balancear tus hábitos para mantenerte en buena forma. Si sigues la dieta correcta y trabajas con ella, definitivamente verás la pérdida de peso en pocas semanas. Sin embargo, tu meta debe ser estar en forma a largo plazo y lograr beneficios saludables. Si piensas que puedes regresar a tus antiguos hábitos justo después de terminar la dieta, estás equivocado. Puedes comer lo que quieras durante y después de la dieta pero es importante mantener el autocontrol. Aprenderás como controlar las comidas poco saludables con la ayuda del ayuno intermitente. Esto es algo que tu mente y cuerpo deben recordar incluso después de que termine tu plan de 8 semanas. Entonces, utiliza tus nuevos hábitos y practica el autocontrol necesario para permanecer con buena salud.

No hagas las cosas demasiado difíciles para ti mismo. A diferencia de otras dietas, ésta te permite que seas flexible. Si tienes una cena planeada con tus amigos en un día de ayuno, solo ve a ella. Puedes ayunar más tarde. El punto es no comer demasiado innecesariamente cada día. Ayunar después de una noche fuera te ayudará a desintoxicar si lo haces de vez en cuando. Si quieres hacer un plan para ti, recuerda tus eventos familiares y marca los demás días para el ayuno. De esta manera no perderás lo que quieres y si lo haces, serás más probable que renuncies a la dieta en algún momento. Se amable contigo, los cambios llevan su tiempo.

No seas extremo en tratar de perder peso. Aprende a amar tu cuerpo y trata de incluir hábitos saludables para mostrarle el cuidado que se merece. Aléjate de las dietas modernas que te dicen que debes dejar de comer por una semana o que solo puedes beber jugos. Esto nunca te ayudará a largo plazo y de hecho puede dañar tu cuerpo. Come la comida que te gusta de vez en cuando de modo que puedas evitar comer en exceso. Las cosas prohibidas son siempre una tentación. En lugar de exagerar, solo come un poco de vez en cuando de modo que no pienses en ello o tengas antojos poco saludables en tus días de ayuno.

Se realista acerca de la dieta y tus expectativas. Además, intenta agregar algo de actividad física diariamente. Incluso si solo vas a caminar, cuenta como algo. No es necesario ir al gimnasio todos los días como un fanático pero si te gusta, entonces definitivamente acelerara el proceso. Ejercitarte mantienen tu sistema trabajando bien y tu cuerpo en forma. Si te gusta caminar temprano entonces por qué no intentas dar una vuelta por el parque. Una de las mejores maneras para mantenerte motivado es hacerlo con un amigo. No te aburrirás y puedes apoyarte en alguien para que te controle de vez en cuando. Haz esto tan fácil para ti como sea posible. No tienes que esforzarte más allá de tus límites. No creas en nadie que te diga que lo que tienes es que ir al gimnasio dos veces al día para obtener el cuerpo que deseas. De hecho, demasiado ejercicio puede dañarte. Solo piensa en esto como una actividad simple que puedes agregar a tu rutina algunas veces en la semana para mantener tu sangre bombeando.

Capítulo Dieciocho: Acabando con los mitos del ayuno intermitente

El ayuno intermitente tiene inmensos beneficios. Aunque el concepto de estar sin comer por largo tiempo puede parecer aterrador para muchos, el ayuno ha demostrado una y otra vez ser muy beneficioso para la salud de los humanos. No comer por algunos períodos es terapéutico para el cuerpo, y también mejora el sistema inmunológico de la persona, aumenta la sensibilidad de los tejidos a la insulina, recicla las células dañadas, mejora la reparación del DNA y ofrece protección contra muchas otras enfermedades. Pero lo más hablado acerca de los beneficios del ayuno intermitente es la pérdida de peso.

El incremento en la popularidad del ayuno intermitente ha también dado lugar a algunos mitos. A continuación, vamos a acabar con algunos de los mitos más comunes sobre merendar, ayunar y la frecuencia de las comidas.

Saltarse el desayuno te hace engordar

Durante años, hemos sido alimentados con esta idea de que "el desayuno es la comida más importante del día". ¿Cuántos de nosotros se cuestionaron acerca de la autenticidad de esta pregunta? Apuesto que no muchos. La mayoría de las personas piensa que saltarse el desayuno puede resultar en antojos, hambre, e incluso ganancia de peso en algunos casos. Si bien hay muchos investigadores observacionales que han encontrado enlaces estadísticos entre la obesidad y saltarse el desayuno, podría ser que quien se saltase el tan importante desayuno no sea una persona consciente de la salud en general. Un estudio que se publicó en el 2014 comparó personas que comían desayuno con personas que se saltaban esta comida. El estudio de 16 semanas concluyó que no hubo diferencias significativas en la pérdida de peso entre ambos grupos. Como se dijo, hay ciertos estudios que muestran que los adolescentes y los niños podrían tener beneficios al desayunar en su desempeño escolar. Comer el desayuno puede ser beneficioso para algunas personas mientras que para otras podría no ser tan beneficioso.

Incrementar la frecuencia de las comidas ayuda a acelerar el metabolismo

Muchos nutricionistas creen que comer pequeñas comidas durante el día puede ayudar a acelerar tu metabolismo. Es cierto que el cuerpo humano puede emplear alguna cantidad de energía al asimilar y digerir los nutrientes en una comida. Este fenómeno es conocido como efecto térmico de los alimentos (TEF, por sus siglas en inglés) el cual agrega un 30% de calorías para las proteínas, entre 0-3% para las grasas y 5-10% para los carbohidratos. En general, el impacto térmico de los alimentos es alrededor del 10% del total de consumo de calorías de una persona. Entonces, lo que realmente importa no es la cantidad de comida que consumes, si no las calorías que son consumidas.

Cuando comes siete comidas de 400 calorías en un día, tiene un efecto similar al de comer tres comidas de 700 calorías en un día. Si mides el efecto térmico aquí, el 10% de esta cantidad es 210 calorías en ambos casos. Este hecho también ha sido apoyado por muchos estudios de alimentación conducidos en humanos los cuales muestran que el incremento y la disminución en la frecuencia de las comidas no se asocia o no tiene impacto en el total de calorías quemadas.

Comer frecuentemente te previene de comer de más y reduce el hambre

Algunos creen que merendar frecuentemente puede ayudar a reducir los antojos o a prevenir el hambre. Cuando miras algunos de los estudios conducidos en relación a esta creencia, hay una interesante mezcla de evidencia. Si bien algunos estudios han evidenciado que un incremento en la frecuencia de las comidas resulta en reducción del hambre, otros muestran un incremento en el nivel del hambre. Un estudio particular que comparó 6 comidas ricas en proteína y 3 comidas ricas en proteína , encontró que las 3 comidas ricas en proteína fueron más efectivas en reducir el hambre en los participantes. Sin embargo, tal impacto puede variar de persona a persona. Si sientes que merendar te ayuda a alejar los antojos o reduce las oportunidades de comer en exceso, entonces hazlo sin importar lo que los estudios digan.

No hay evidencia científica de que merendar o consumir frecuentes comidas puede garantizar la reducción de tus antojos y del hambre. Puedes escoger lo que funcione para ti.

Pequeñas comidas te ayudan a perder peso

No hay evidencia de que las pequeñas comidas aceleren el metabolismo. Tampoco contribuyen a reducir tus antojos de hambre. Si consideras que el hecho de consumir comidas frecuentes no tiene impacto en la ecuación del balance de energía, entonces técnicamente no tendrá ningún impacto en la pérdida de peso tampoco. Este hecho fue apoyado científicamente. Muchos estudios realizados sobre este tema mostraron que la frecuencia de la comida no tiene impacto en la pérdida de peso.

Por ejemplo, una investigación conducida involucró 16 hombres y mujeres obesos, mostró que ninguno de los participantes experimento ninguna diferencia en la pérdida de grasa, de peso o de apetito cuando comían 6 o 3 comidas al día.

Como se dijo, podrías descubrir que comer pequeñas comidas frecuentemente puede hacer más fácil para ti el controlar tus antojos, entonces puede ser efectivo para ti. Es también posible que tengas problemas de digestión, si es así, puedes beneficiarte al repartir tus comidas en comidas más pequeñas. En general, encuentro difícil comer tan seguido lo que hace difícil para mí controlar mi dieta. Pero esto podría funcionar para algunas personas.

Tu cerebro requiere un constante aporte de glucosa

Siempre hemos creído que comer carbohidratos cada pocas horas es la única manera de mantener nuestro cerebro funcionando bien. Esta creencia podría estar enraizada en el hecho de que nuestro cerebro solo usa glucosa como alimento. Sin embargo, lo que no conversamos acerca de esto es que nuestro cuerpo es capaz de producir la glucosa que se requiere fácilmente mediante un proceso llamado gluconeogénesis. Ahora, esto no requiere en todos los casos que tu cuerpo este ya acostumbrado a almacenar glucógeno en el hígado. Este glucógeno se almacena y puede ser usado para proveer energía al cerebro durante horas.

Lo mismo sucede para el ayuno a largo plazo. Incluso cuando ayunas por largas horas, consumes una dieta baja en carbohidratos o padeces de hambre, tu cuerpo puede producir cetonas a partir de las grasas dietéticas. Los cuerpos cetónicos se conocen por ofrecer energía para la mayor parte del cerebro al tiempo que pueden reducir sus requerimientos de glucosa por completo. Entonces, cuando una persona ayuna, su cerebro es fácilmente capaz de subsistir usando las cetonas también como la glucosa que se produce de las grasas y las proteínas.

Si le das un vistazo a esta revolucionaria perspectiva, la creencia de que los humanos no serían capaces de sobrevivir sin un aporte constante de carbohidratos no tiene ningún sentido. Si esto fuese verdad, entonces la especie humana se habría extinguido hace mucho tiempo.

Como se dijo, algunas personas pueden sufrir hipoglucemia si pasan largos períodos sin comer nada. Si has tenido la misma experiencia, entonces debes consumir más y más comidas durante el día. Pero antes de hacer algún cambio dietético, consulta con tu doctor y solicítale consejos acerca de este enfoque dietético.

Merendar y comer frecuentemente es bueno para la salud.

No es natural para el cuerpo mantenerse en un constante estado de alimentación. En la época en la que los humanos seguían evolucionando, tenían que experimentar la escasez de comida muy frecuente. Científicamente, existe alguna evidencia que sugiere que el ayuno a corto plazo puede impulsar la fase de reparación celular llamada autofagia. ¿Qué es la autofagia? Es un proceso donde las células humanas usan sus proteínas viejas y disfuncionales para energía.

La autofagia es conocida por ayudar a proteger a los humanos frente al desarrollo de enfermedades como la enfermedad de Alzheimer, el cáncer o incluso, ayudar a reducir los signos de la edad. El hecho es que ayunar una y otra vez ha demostrado ser beneficioso para nuestra salud metabólica. Algunos estudios muestran que comer con frecuencia y merendar puede en realidad tener un impacto negativo en la salud de los humanos.

Por ejemplo, una investigación particular ha evidenciado que las comidas frecuentes junto con el alto consumo de calorías pueden llevar a incrementar la grasa del hígado, lo que implica que los refrigerios a menudo puedan incrementar el riesgo de desarrollar hígado graso. Algunas observaciones de estudios han probado además, que las personas que meriendan con frecuencia tienen más riesgo de desarrollar cáncer colorrectal.

Ayunar coloca tu metabolismo en modo de inanición

Este es uno de los mitos más comunes en contra del ayuno intermitente. Muchas personas parecer creer que el ayuno intermitente puede colocarte en modo de inanición. Según muchas afirmaciones, cuando no comes, tu cuerpo piensa que está en inanición, así que empieza a apagar el metabolismo lo cual te impide quemar grasas. La pérdida de peso a largo plazo ciertamente puede causar una reducción de la cantidad de calorías que quemas y colocarte en modo de inanición. Este impacto puede causar que menos calorías se quemen cada día.

Sin embargo, este efecto tiene lugar con la pérdida de peso independiente de la técnica que uses. No existe evidencia que muestra que esto solo pasa cuando estas ayunando o que esto no pasa con otros métodos de pérdida de peso. Entonces, es un tanto injusto señalar al ayuno intermitente. De hecho, ha habido alguna evidencia que muestra que el ayuno a corto plazo puede resultar en un incremento de la tasa metabólica. Esto generalmente ocurre debido a un pico de norepinefrina contenida en la sangre la cual causa la descomposición de la grasa corporal a la vez que estimula el metabolismo de una persona.

Muchos estudios evidencian que cuando ayunas unas 48 horas, tu metabolismo se acelera en un 3.6 - 14%. Pero cuando ayunas por más tiempo que eso entonces los cambios y el impacto pueden revertirse, causando que el metabolismo se desacelere en comparación con la línea de base.

Tu cuerpo es capaz de usar solo cierta cantidad de proteína de cada comida

Este es otro tema que ha sido debatido a lo largo de los años. Hay algunas personas que afirman que los humanos son solo capaces de digerir 30 gramos de proteína por comida. Ellos también sugieren que comer cada 2 o 3 horas puede ayudarte a maximizar tu ganancia muscular. Eso dice esta teoría que no está apoyada en hechos científicos. Los estudios no tienen ninguna evidencia de que existen diferencias en la masa muscular de una persona si ella o el consume proteína en pequeñas cantidades. Una y otra vez, se ha demostrado que es el total de la cantidad de proteínas consumida por nosotros lo que importa y no la cantidad de comidas en las que se reparte.

Ayunar puede hacer que pierdas músculo

El pensamiento común es que ayunar puede hacer que nuestros cuerpos pierdan músculo y comiencen a usarlo para obtener energía. Aunque hay algo de cierto en este fenómeno cuando las personas hacen dieta en general, no ha habido evidencia específica de que esto ocurra más con el ayuno comparado a otros métodos de pérdida de peso. De hecho, hay ciertos estudios los cuales sugieren que ayunar puede en realidad ser muy beneficioso para mantener la masa muscular.

En un estudio particular, el ayuno intermitente resulto en la misma cantidad de pérdida de peso como en la restricción calórica. Sin embargo, había menos reducción de masa muscular. Otro estudio se llevo a cabo con pacientes que consumían la misma cantidad de calorías que antes solo con excepción de una comida grande en la noche. Estos participantes perdieron mucha grasa corporal mientras que tenían un modesto incremento del volumen de su masa muscular. Éstos también experimentaron muchos otros beneficios gracias al ayuno.

El ayuno intermitente es extremadamente popular particularmente entre los fisicoculturistas quienes lo encuentran efectivo para mantener alto volumen muscular mientras tienen un bajo porcentaje de grasa corporal.

Ayunar es malo para la salud

Muchas personas asumen que ayunar no hace más daño a tu cuerpo que bien. Pero esto no puede estar más lejos de la realidad. Muchos estudios han mostrado que el ayuno intermitente así como la restricción intermitente de calorías pueden ofrecer beneficios impresionantes para la salud. Por ejemplo, el ayuno intermitente puede causar la expresión de genes ligados a la longevidad produciendo un cambio que ha demostrado prolongar la esperanza de vida en los animales. Ayunar también ofrece muchos beneficios para nuestra salud metabólica, los cuales incluyen reducción del estrés oxidativo, disminución de la resistencia a la insulina, y reducción de la posibilidad de enfermedades cardíacas.

También se ha encontrado que ayunar puede beneficiar nuestra salud cerebral al acelerar una hormona conocida como Factor Neurotrópico Derivado de la Lluvia (BDNF, por sus siglas en inglés). Este puede utilizarse para protegernos contra la depresión así como contra otras enfermedades relacionadas con el cerebro.

El ayuno intermitente te hace comer de más

Existen algunas afirmaciones que sugieren que el ayuno intermitente, en lugar de causar la pérdida de peso, nos hace ganar peso, debido a que el ayunar tiende a hacer que nos sobrealimentemos durante los períodos de comida. Esto es cierto, pero solo en parte. En resumen, las personas solo terminan compensando las calorías que se pierden durante el ayuno al consumir más alimentos durante la ventana de comida.

Como se dijo, esta compensación no es absoluta. Un estudio particular ha mostrado que los participantes que ayunaron por un día entero terminaron consumiendo un adicionar de 500 calorías al día siguiente. Estos participantes gastaron aproximadamente 2400 calorías durante el período de ayuno y terminaron por comer en exceso 500 calorías al día siguiente. Si sabes algo de matemáticas, la reducción total en su consumo de calorías fue alrededor de 1900 calorías y esto es un gran déficit considerando que solo fue por 2 días.

La verdad es que el ayuno intermitente es una de las herramientas más efectivas para perder peso. Afirmar que la inanición puede hacer que te sobrealimentes y ganes peso es completamente falso.

Conclusión

Una vez más quiero agradecerte por adquirir este libro y espero que lo hayas disfrutado.

El ayuno intermitente es una dieta genial, ¿verdad? Ayunar durante el periodo adecuado puede ayudarte a alcanzar tus metas en la pérdida de peso a la vez que mejora tu salud en general. El ayuno intermitente es una dieta flexible y puedes adaptarla de acuerdo con las necesidades de tu estilo de vida y conveniencia.

Son múltiples los beneficios que esta dieta ofrece. Selecciona un protocolo de ayuno al que fácilmente adherirte según tu horario diario. Si puedes agregar un poco de ejercicio a tu horario, puedes incluso formar músculos. De modo que, todo lo que necesitas ahora es ¡empezar tan pronto como sea posible!

Finalmente, si disfrutaste este libro, me gustaría entonces pedirte un favor, ¿serías tan amable de dejar un comentario para este libro en Amazon? ¡Lo apreciaría enormemente!

¡Gracias y buena suerte!

Recursos

https://anthonymychal.com/intermittent-fasting-mistakes/

https://www.dietdoctor.com/intermittent-fasting

https://dailyburn.com/life/health/intermittent-fasting-exercise-weight-loss/

https://www.healthline.com/nutrition/10-health-benefits-of-intermittent-fasting

http://romanfitnesssystems.com/articles/intermittent-fasting-faq/

https://www.healthline.com/nutrition/11-myths-fasting-and-meal-frequency#section8